史丹佛大學「黃金90分鐘」睡眠法

MINUTES

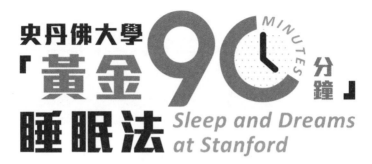

Sleep and Dreams at Stanford

スタンフォードの
眠れる教室

睡不著沒關係！

「最高睡眠法」西野精治49個QA對策，
用科學終結睡眠困擾

日本睡眠研究權威　西野精治／著　　林姿呈／譯

序言

早睡早起有害健康？

日本有一句諺語：「早起價值三文錢」，意思類似我們常說的「早起的鳥兒有蟲吃」。

宋朝古詩亦云：「早起三朝當一工（早起三天，就相當於多做了一天的工作量）」。

歐美人士較為熟悉的格言：「The early bird catches the worm.」，雖以鳥為比喻，但與日本諺語有著異曲同工之妙。美國的開國元勳班傑明・富蘭克林（Benjamin Franklin）對這句英語格言又進一步賦予具體解釋：

「Early to bed and early to rise makes a man healthy, wealthy and wiser.」

「早睡早起讓人更健康、更富裕且更聰明。」換言之，早睡早起有諸多優點，可謂一舉數得。

這麼多千古名言歌頌，讓人忍不住點頭如搗蒜的認同：「果然還是該早睡早起！」但，這些說法真的有醫學根據嗎？

就結論來談，這些講法幾乎都不具備所謂的醫學根據。最近，美國針對九百四十九名成年男性，進行了一項流行病學研究。結果顯示，早睡早起「對健康（死亡率）、財富（年收入）、智力（最高學歷或受教育年數）並沒有影響。」也就是說，在醫學上，找不到任何根據可以支持「早睡早起有益健康」這個講法。

此外，所謂的「好處」，也可能因人而異。在古典落語中（譯注：落語，一種起源於江戶時期的日本傳統表演藝術，類似單口相聲），有一篇關於奈良鹿的故事。人們將奈良鹿視為春日大社的神獸，如果晚起後發現家門前有死鹿屍骸，可能會遭到重罰，因此奈良人養成早起習慣，一旦發現鹿的遺骸，便趕緊偷偷搬到鄰居家門前……。從這個故事來看，早起確實有遠遠超過三文錢的價值。

誠如以上，這世上存在著許多人們信以為真、但從醫學角度來看卻缺乏證據，甚至是錯誤的觀念。尤其，在整個醫學領域當中，睡眠仍屬於一個新興領域，還有許多不為人知的面向。

我將在本書中逐一解答「失眠、睡眠不足、睡了一覺還是很累」等大眾常見的睡眠問題。也盡可能根據醫學實證補充說明，希望藉此能導正各位錯誤的觀念。

睡太多對身體不好嗎？

雖然「早睡早起有益健康」是一個毫無根據的說詞，但說「睡眠只是一種休息」也不正確。

人體在睡眠期間會進行各種「健康修護」，比如清除體內和大腦廢物、整頓記憶、調節自律神經及荷爾蒙平衡等。許多研究都支持適當睡眠的重要性，明確指出，不充分或不適當的睡眠，會對健康造成不良影響。

此外，「睡愈多愈好」在醫學上完全是一種錯誤陳述。

二〇〇二年一項針對一百萬人進行的調查顯示，美國人的平均睡眠時間為七．五小時，也有少數極端案例，睡眠時間太短或太長，比如少於三小時或超過十小時。

六年後，調查人員將受試者的睡眠類型分成「平均睡眠、短時間睡眠及長時間睡眠」三組，個別進行回訪調查，統計死亡率。結果發現，平均睡眠組的死亡率最低，且睡眠時間少於三小時的短時間睡眠組，死亡率為平均睡眠組的一．三倍。

乍看下會讓人以為「不睡覺果然有害健康」，但耐人尋味的是，睡眠時間超過十小時的組別死亡率最高，**長時間睡眠組的死亡率，比平均睡眠組高一．四倍**。

睡眠不足是罹患阿茲海默症的危險因子

當然，那些睡眠超級短或超級長的人，也有可能是因為罹患某種疾病所造成。總而言之，諸多研究顯示，睡眠不足或不當，確實會增加罹患肥胖、糖尿病等生活習慣病的風險。

此外，我在史丹佛實驗室進行動物實驗時發現：「睡眠不足是觸發阿茲海默症的風險因子。」換言之，睡眠不足或睡眠品質下滑，對各種身體疾病都有不利影響；反之，健康的人大多擁有良好的睡眠品質及睡眠量。

日本因睡眠不足造成的經濟損失，排名世界第一

確保良好睡眠，才能增進健康、預防疾病，是日本全國上下的重要課題。日本人的睡眠時間平均為六至七小時，在全球五大都市中時間最短，且許多人還背負著睡眠問題。

美國在一九九〇年代舉辦了一場名為「喚醒美國」（Wake up America）的大型睡眠健康調查。此次調查中發現，睡眠不足導致了多起產業事故發生，著名案例包括挑戰者號太空梭爆炸事故、車諾比核事故，以及埃克森油輪瓦迪茲號在阿拉斯加港灣觸礁，引起美國最大漏油事件。

調查還顯示，這些悲劇與相關人員的睡眠不足和過勞有關，並發現凌晨三點左右是最容易發生事故的時段。

二〇一七年，美國一家研究所公布試算結果：「日本每年因睡眠不足造成的經濟損失約十五兆日圓。」從總額來看，美國以三十五兆日圓奪全球之冠，但換算成GDP（全國生產總額）比重，卻是由日本奪下全球經濟損失最嚴重的第一寶座。

平均睡眠時間全球最少，睡眠不足造成的經濟損失占GDP比重又是世界第一。

這些事實無不證明，日本是最不幸的第一名。

適當的睡眠，可以讓我們更健康、更富裕、更聰明！

顯而易見的是，睡眠不足和睡眠障礙會導致身體不適、罹患疾病，還會降低生活品質。良好的睡眠品質需要足夠的時間，但這並不單純是時間長短的問題。即使沒有任何醫學證據支持「早起價值三文錢」的說詞，但本書中，我想如此呼籲——

「Adequate sleep makes a man healthy, wealthy, and wiser.」（適當的睡眠，得以創造豐富人生。）

在課堂中的新生訓練階段，請先檢視你自己的睡眠狀態。

在閱讀本書時，你可以從頭到尾讀一遍，也可以僅針對自己關心的議題熟讀。不論何種閱讀方式，相信都有相當大的用處。

接下來，就讓我們一起進入「最完善的睡眠課程」——

西野精治

史丹佛大學醫學院精神科教授

史丹佛大學睡眠與生理週期神經生物學實驗室主任

日本BRAIN SLEEP公司創辦人兼最高研究顧問

Contents

目次

第1堂課

睡不著也沒關係！
課堂主題：「掌握黃金熟眠九十分鐘」

第2堂課

第一道關卡！課堂主題：「如何舒適入睡」

第3堂課

提高白天的工作效率！課堂主題：「如何神清氣爽地起床」

第4堂課

還是很想睡？

課堂主題：「消除白天睡意的生活模式」

第5堂課

睡好覺，生活才有品質！
課堂主題：「如何提升生活品質」

第6堂課

課堂主題：「兒童與家人的睡眠」

早自習

新生訓練

你的睡眠負債有多高？

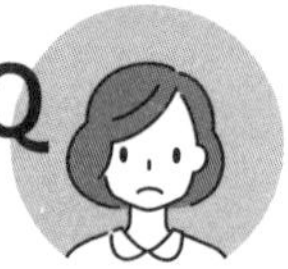

Q

如何計算自己的「睡眠負債」？

A

第一步先比較「平日與假日的睡眠時間」。

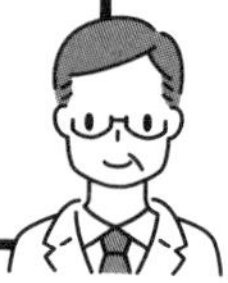

經常有人找我諮詢。

「我覺得自己的睡眠負債應該蠻高的，可以幫我做檢查嗎？」

二〇一七年我在《最高睡眠法》（繁體中文版已由悅知文化出版）一書中介紹「睡眠負債」的概念時，大家對這個名詞都還極為陌生，如今似乎已經廣為周知。

其實，睡眠問題大致可分為兩種。

一、有足夠的睡眠時間，但「睡不好」（諸如難以入睡、中途清醒、早醒、淺眠等）。

二、因忙碌或生活模式，導致「無法確保充裕的睡眠時間」。

第一種情況可能會隨年齡增長而愈發明顯，但這是一種自然的老化現象，無須過度擔心。不過，這當中也可能包括「矛盾性失眠」（Paradoxical Insomnia，詳情請見後述）。

而上班族所面臨的失眠問題，大多是第二種因忙碌及生活型態，導致的「睡眠不足」。

「睡眠負債」並非醫學術語……

就結論來看，我們很難從醫學角度去測量「你的睡眠負債有〇〇小時」，因為「睡眠負債」雖然是研究員從以前就常用的名詞，但並非一個有明確定義的醫學術語，因此不容易量化。

但為了避免大家誤會，容我在此聲明，這並不表示「因為無法量化，所以無須在意」。

如今已無從查證是誰率先提出「睡眠負債」一詞，但就我所知，已故的威廉・德門特（William Charles Dement）教授很早就開始使用這個名詞。德門特教授是史丹佛大學睡眠研究中心的創始人，人稱「睡眠醫學之父」。身為他的「門生」，包含我在內的所有研究員，大家都很自然地熟悉「睡眠負債」這個名詞。

畢竟，研究員之所以採用「睡眠負債」而非「睡眠不足」的說法，正意味著事態嚴重。

睡眠負債不單純只是「睡眠不足」的問題。**睡眠不足對大腦及身體造成的損害，就如同債務般不斷累積**。無論是金錢還是睡眠，當你對債務置之不理時，終將演變成一個大麻煩。

當睡眠不足日積月累，甚至長年累積成慢性的睡眠不足時，償還睡眠負債談何容易。

如果每天躺在床上14小時，睡眠量會如何變化？

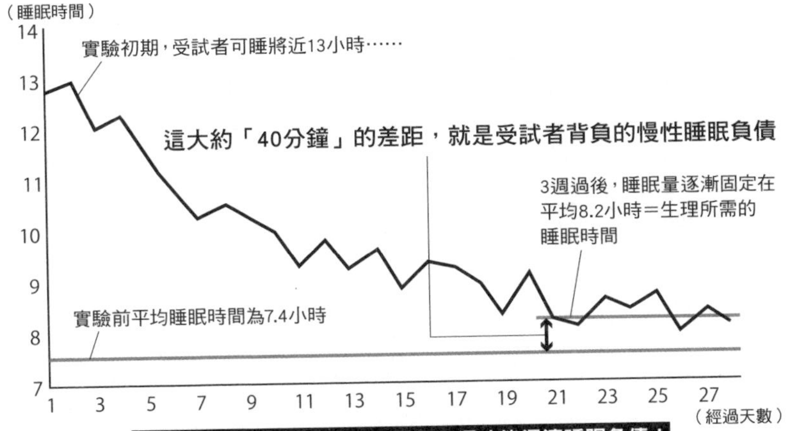
（睡眠時間）
14
13
12
11
10
9
8
7
實驗初期，受試者可睡將近13小時……
這大約「40分鐘」的差距，就是受試者背負的慢性睡眠負債
3週過後，睡眠量逐漸固定在平均8.2小時＝生理所需的睡眠時間
實驗前平均睡眠時間為7.4小時
1 3 5 7 9 11 13 15 17 19 21 23 25 27
（經過天數）

即使沒有限制睡眠時間，也需要三週才能還清睡眠負債！

《最高睡眠法》、Dement, W.C., Sleep extension: getting as much extra sleep as possible. Clin Sports Med, 2005. 24(2): p. 251-68, viii.

關於睡眠負債，曾有一項實驗，請來八名健康受試者每天在床上躺十四小時。實驗時間長達數週，並由研究員觀察他們的睡眠狀態。結果發現，他們的正常睡眠時間平均為八．二小時，但他們在實驗前的實際睡眠時間平均只有七．四小時。也就是說，大致來看，這群受試者「每天約有四十分鐘的睡眠負債」。

那麼，他們多久才能償還這「四十分鐘的睡眠負債」，恢復正常睡眠呢？實際上，即使受試者每天想睡多久就睡多久，還是耗了整整三週，才還清睡眠負債。

因為是實驗，所以權宜上最長時間設定在十四小時。起初，受試者可連續睡將近十三個鐘頭，但隨著實驗天數增加，他們的睡眠時間逐漸縮短，三週後固定在八・二小時（這是受試者的正常睡眠時間），之後不再增減。

每天四十分鐘的睡眠負債，還稱不上是「可怕的債務」，這種程度的睡眠不足十分常見，但日積月累下來，就算每天可以不限時間地睡覺，受試者也耗時了三週，才還清睡眠的債務，所以一般人要在正常生活情況下償還睡眠負債，可說是相當困難。

這個實驗還透露另一個重要訊息。三週後，受試者大致已經還清睡眠負債，但在那之後，即使同樣在無時間限制的條件下，他們的睡眠時間也不會超過身體所需。換言之，即使你預測未來可能有一段期間無法睡覺，造成睡眠負債，也無法提前「儲存睡眠」。

簡單計算「睡眠負債」的方法

在此教各位讀者一個計算睡眠負債的方法。

「本人的正常睡眠時間」—「實際平均睡眠時間」＝「睡眠負債」。

然而，要算出一個人的正常睡眠時間並不容易。就連在實驗中，也是研究員耗時三週，每天觀察受試者睡眠情況，才好不容易得到量化數據。

因此，我建議各位不妨**在毫無行程的假日，觀察自己能比平日的平均睡眠時間，多睡多少時間**。

「這週好累，我決定明天睡到自然醒。」——我相信許多人都會這麼做。所以如果希望大致掌握自己的睡眠負債，不妨在休假前一天，不設鬧鐘，拉上窗簾，徹底睡到自然醒。記得在起床後計算自己比平日多睡了多少時間。

○比平日平均多睡三十分鐘至一小時：綠燈，睡眠負債不嚴重。
○多睡超過九十分鐘：黃燈，睡眠負債偏多。
○多睡超過二小時：紅燈，慢性睡眠不足。睡眠負債的情況嚴重，應儘快採取應對措施。

雖然以上的計算稱不上是絕對的判斷標準，但也算是掌握睡眠負債的簡易方法。如果你有睡眠煩惱，不妨試試。

人的睡眠十分奧妙，也會受心理層面影響。太過努力，反而更不容易入睡或容易半夜清醒。

計算睡眠負債的比較重點在於——在相同的居家環境下，觀察平日與假日的睡眠有何不同，而不是比較外出旅遊或工作時在飯店的睡眠情況。建議各位不妨做這個「實驗」，分析自己的睡眠負債。

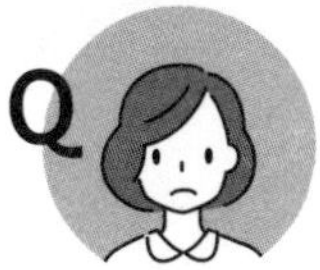

Q 我早晚都好想睡，怎麼辦？

A 利用「五種白天主觀症狀」，檢測睡眠品質。

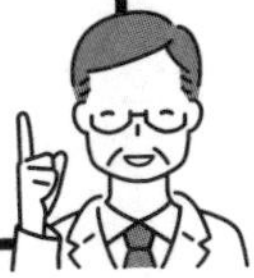

你以為「睡眠只要確保時間就好」？實則不然。

睡眠的質與量都很重要。睡眠品質如果不佳，無論你睡眠時間再長，終究會對健康造成不良影響。如果一覺醒來依舊提不起勁，整日昏昏欲睡，也有可能是睡眠品質下滑所造成。

什麼是五種白天主觀症狀？

在此，讓我們一起從「品質」來檢視睡眠。

以下五種「白天主觀症狀」如果出現一到二項，即須提高警覺。

1.早上爬不起來。
2.睡醒後依舊感覺疲倦。
3.白天精神恍惚，注意力無法集中。
4.容易焦躁。
5.白天或傍晚嗜睡。

且容我一一講解。

第一項「早上爬不起來」是最簡單明瞭的參考基準。如果一夜好眠，大腦和身體自然會為早上起床做準備，而且醒來後，通常會感覺神清氣爽。

一個人如果睡眠時間充裕，早上卻爬不起來，鬧鐘響了還是繼續睡，起床後也依舊精神不濟，他的睡眠品質可能不太好。

第二項「睡醒後依舊感覺疲倦」，也同樣是睡眠狀態不佳的證據。**睡眠是身體修護的時間**。健康的睡眠，可讓大腦和身體充分休息，整理記憶，調節自律神經及平衡荷爾蒙，讓兩者煥然一新。因此，經過一夜好眠，睡醒後自然會產生一股「開啟新的一天」的爽快感。「明明睡很多卻老是精神不濟」，這類人大多睡眠狀態不佳，無法在睡眠期間完成上述修護，便從睡夢中清醒。

品質不佳的睡眠，就像不斷用髒盤子用餐

當一個人出現第三項「白天精神恍惚，注意力無法集中」，或第四項「容易焦躁」等現象時，也可能是大腦未能在睡眠期間修復所致。

現在我們知道，**人體在睡眠期間會清除腦中廢物**。舉例來說，目前認為，失智症之一的阿茲海默症主要是由β-類澱粉蛋白堆積所引起。缺乏睡眠時，被使用過的類澱粉蛋白會累積成斑塊，尤其是容易聚集成塊的β-類澱粉蛋白，會

沉積在大腦，引發病變，導致大腦萎縮。

讓我打個比方。假設你把晚餐用過的餐具放進家中廚房的洗碗機，原本預計「睡覺時，洗碗機會把餐盤洗乾淨」，結果隔天早上一看，才驚覺「昨晚忘記啟動開關，洗碗機裡還是一堆髒碗盤……」，相信你一定會為此感到沮喪。

骯髒的餐盤可以在早上發現的當下清洗乾淨，但未能在睡眠中進行修復的身體與大腦，必須等到下一次的睡眠才有辦法進行修復，這就相當於你的大腦「早中晚都必須使用骯髒的碗盤」，度過一個極度不愉快的一天。

生理時鐘逐漸錯亂！

在多數情況下，第五項的「白天或傍晚嗜睡」是睡眠負債累積，生理節律也正逐漸大亂的徵兆。

我們的身體細胞存在所謂的「時鐘基因」，人體所有活動，都是根據略長於二十四小時的特有晝夜節律（Circadian Rhythm）運行。透過這個生理時鐘的運轉，使我們在早上清醒、感覺飢餓、增加活動量，並於晚上就寢。

人體的晝夜節律是一天二十四．二小時*，地球為一天二十四小時。換言之，人類的節律每天比地球「晚」十二分鐘。因此，我們每天都必須透過晨光和進食，來重置這十二分鐘的差距。

白天的睡意或許是生理時鐘未能如期運轉的佐證。因此，若對白天嗜睡的現象不予理會，勢必導致自律神經紊亂，無法日出而作、日入而息，打亂所有規律。眾所周知，自律神經掌控體溫、血壓和呼吸，心臟和腸胃也是透過自律神經的作用而運轉，所以當自律神經系統錯亂時，我們不可能維持健康。曾經出國旅遊的學員，請試著回想時差帶給你的不適感。我相信不少人應該都有體驗過，白天睏倦、晚上卻因身體發燙而睡不著的痛苦。

此外，如果只是偶爾出現睡意或打瞌睡，只需改變生活習慣就能獲得改

*早期的研究報告指出，人類生理時鐘的固定週期大約二十五小時，後來在更嚴謹的條件下重新測量，得到二十四・二小時的結果，比原先時間縮短了一些。然而，以人的情況來說，我們一般會依靠某個外界線索來判斷時間，不可能長時間生活在完全沒有外界時間線索的情況下，測量人類活動的規律，因此關於人類生理時鐘的時間週期，尚有爭議。

善，但如果突然多次陷入睡眠狀態，也可能是罹患猝睡症（Narcolepsy）等嗜睡症疾病。如果睡眠問題真的很嚴重，請尋求專科醫師診斷。

「自己的感覺」比睡眠診所更可靠？

話說回來，你的睡眠品質好嗎？

「我的睡眠負債真的很高！好想找人精密檢查我的睡眠量和品質。」

我在演講上有時也會收到這類提問。然而，從科學角度檢測睡眠品質，比檢測睡眠量更加困難。

受檢者必須在設備齊全的睡眠診所住宿至少一至二晚，穿戴睡眠多項生理功能檢查（Polysomnograph）儀器，接受專科醫師的觀察與分析，才好不容易得以評估睡眠品質。

睡眠多項生理功能檢查儀器可同時記錄腦波、心電圖、肌電圖、眼球運動等生理參數。這對我們研究員來說也絕非易事，況且你覺得全身上下穿戴各種儀器，躺在診所床上，能夠確實觀察到「你平日裡的睡眠狀況」嗎？想也知道不可能。

現在全世界正興起一股睡眠熱潮。全美大約有四千間睡眠診所，日本的診所數量也正在快速增長。

身為一名睡眠研究員，人們愈來愈關注睡眠，我樂見其成，然而這些診所當中也混雜了一些所屬的專科領域與睡眠無關的「門外漢」醫師，為了搭上這波睡眠熱潮，準備好全套設備，就進行睡眠診療。我個人認為，與其在這些診所撒錢，不如把錢拿來讓自己白天過得更開心，或是買舒適的寢具，反而更有效。合理評估自己的睡眠也很重要。

如果想接受專科醫師診斷，請選擇日本睡眠研究學會認定的醫院或者是診所。日本國內經過認定的醫療機關大約有一百家，專科醫師約五百名左右，不過主要集中在都市。

雖然睡眠品質難以評估，但如果「五種白天主觀症狀」全符合，我可以很肯定，這個人的睡眠品質不好。身為研究人員，我認為透過「自我感覺」觀察最可靠。

所幸的是，雖然睡眠品質的評估方法有限，卻有不少可以改善睡眠品質的具體方法，我會在書中逐一介紹。

許許多多的原因都會導致人們在平日裡累積睡眠負債，或睡眠品質不佳。我不會對那些忙於工作、照顧小孩、看護、或犧牲睡眠時間盡全力完成願望的人，要求他們「無論如何都得確保睡眠時間」。我也時常因為忙碌，不得不減少睡眠時間來完成自己的論文。

我們並不是為了舒適的睡眠而活著，我們之所以睡覺，是為了充實且舒適的生活。因此，接下來讓我們一起體驗完整的「睡眠課程」，讓你從今天開始，就可以立刻執行改善「睡眠品質」的技巧。

檢查你的睡眠負債！

請透過以下7個問題，檢視你的睡眠品質。

❶ 假日的睡眠時間比平日多2小時以上	3分
❷ 時常發現自己在電車或沙發上打瞌睡	1分
❸ 一沾床便立刻入睡	1分
❹ 早上起不來，睡醒後沒有神清氣爽的感覺	1分
❺ 上午時常昏昏欲睡	1分
❻ 必須設鬧鐘才能起床	1分
❼ 每週至少有3天在不同時段就寢	1分

你的狀態是……

滿分9分　睡眠負債即將破產！需立刻充分休息！
6分以上　睡眠負債嚴重，需改善生活模式。
3分以上　你可能正在累積睡眠負債。
1分以上　基本上可以說是擁有良好的睡眠。
0分　沒有睡眠負債的理想狀態！請繼續維持。

第1堂課

睡不著也沒關係！

課堂主題：
「掌握黃金熟眠九十分鐘」

Q

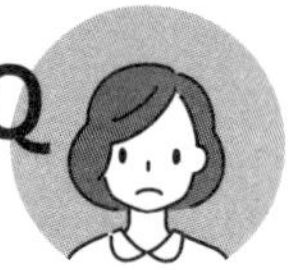

患有慢性失眠怎麼辦？

A

說不定是「矛盾性失眠」。

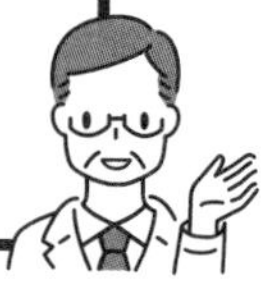

「我很想快點睡，但完全睡不著，壓力大到害怕夜晚的來臨，而且這種狀態持續了好幾年……！」

日前，有一名公司老闆找我諮商時，如此描述自己的狀況。他的情況其實相當常見。許多人常說自己「睡不著」，所以我們乾脆實施臨床研究，多次募集失眠症患者，觀察難以入睡的受試者，從睡著後的睡眠到清醒的過程，並記錄腦波等生理數據。然而，實驗結果卻出乎意料之外。

受試者是一群表明自己平時「難以入睡」或「失眠症」的人，但其實大家

都有睡著！

就連說自己「完全睡不著」的人，監測顯示，他躺在床上後，腦波在十五分鐘內便進入入睡狀態。

我沒有從事一般診療，因此這完全是專為研究所設計的實驗。然而，參與實驗的患者平日便為睡眠所苦，所以對實驗結果勢必相當在意。實驗結束後，有一名受試者提出下列問題。

「醫生，我一直為慢性失眠所苦，實驗期間也幾乎沒什麼睡，相信我對這次實驗一定很有幫助。我這個情況已經持續好多年了，可以請你教我怎麼做才能痊癒嗎？」

因此，我很誠實地告訴他實驗結果。

「實驗開始沒多久你很快就睡著了，所以你在入睡方面沒什麼大問題。」

患者聽到後大吃一驚，但實際上這種情況相當普遍。

多個實驗顯示，即使本人聲稱「失眠」，但出乎意外地他們大多有睡著。

然而，有一些失眠患者聽到我說「你其實睡得不少」後，變得非常生氣。「才沒有這回事！我因為睡不著而很痛苦，為什麼醫生你無法理解？」很抱歉我沒有同理心，但這就是所謂的「矛盾性失眠」，也就是當事人認為自己失眠，但他實際上睡得很好……

儘管如此，這並不表示我希望他們「不要在意」。無論數據顯示他們睡得有多好，本人確實因「失眠」而苦惱，無疑是一種痛苦。所以，他們首先應設法消除這種「主觀想法」。

你是否急得催自己「趕緊入睡」？

「矛盾性失眠」患者，實際上睡眠正常，但主觀認為自己失眠，往往會高估自己的失眠狀況。

我曾經和某家企業合作，調查人們入睡的所需時間。

健康的年輕人躺在床上平均七至八分鐘入睡，健康無虞但認為自己「難以入睡」的五十五歲以上群眾，則平均約十分鐘入睡。換言之，兩者之間沒有顯著的差異。為了在此次實驗中鎖定難以入睡的族群，我們還特地事先問診，篩選募集難以入睡的受試者，但實驗的結果卻出乎意外。儘管只有短短兩分鐘的差距，受試者之所以會認為自己「難以入睡」，或許是「必須趕緊入睡」的想法作祟。

有些人需要花三十分鐘到一小時才能入睡，但這依舊不是什麼大問題。即使需要一段時間才能入睡，有些人不在意，只覺得「差不多就是那樣」，有些人則對此非常煩惱，認為自己「罹患失眠症」。

當你愈是在意，活動時運作的交感神經就會取得優勢，使得放鬆時運轉的副交感神經無法交接運作。兩者無法順利轉換時，自然不容易入睡。所以切勿過度糾結，逼自己「趕緊睡」。

你是否以「最糟的夜晚」為標準？

還有一些聲稱失眠的患者，時常以「最糟的夜晚」作為自己睡不好的參考標準。

假設一個人「某週的週二及週三，在半夜十二點上床，翻來覆去直到凌晨三點才睡著」，通常他在該週的週四或週五會比較早入睡。

然而，認為自己罹患慢性失眠症的人，只會記得難以入睡的日子，不會計算早睡的天數，而執意認為「我這一週幾乎沒有睡覺」。

所以，不妨試著在某特定一週，每天早上記錄自己前一晚大概幾點入睡和睡眠時間，冷靜掌握實際的數據。在失眠症的認知行為治療中，首先會要求患者記錄睡眠日誌，其目的就是為了正確掌握自己的睡眠情況。

實際上有睡著，但本人認為自己沒有睡……這可分成「矛盾性失眠」和「睡眠品質不佳」兩種情況。

人們容易只考慮到睡眠量，但誠如我在〈新生訓練〉中提到，睡眠品質差，也是一個大問題。如前文所述，目前很難用量化顯示睡眠品質的好壞，即使「矛盾性失眠」在現代睡眠醫學中被診斷為一種主觀意識，但如果有研發出新的測定法，也可能會發現那其實不是主觀意識，畢竟睡眠醫學還只是一門新興學科。順帶一提，還有另外一種「矛盾性睡眠」患者，諸如睡眠呼吸中止症候群病患，他們實際上沒有獲得足夠的睡眠，但自認睡眠沒有問題。**心態的調整也很重要**。與其執著在睡眠長度「必須睡滿七小時」，不如**改變想法；「儘管有時睡眠時間比較短，但睡眠品質很好」**。

評估自己白天因睡眠問題遭遇哪些困擾，遠比對自己的睡眠狀況胡亂評論來得更重要。換言之，重點在於檢視前述五種主觀症狀是否干擾了你的日常生活，這一點也是專科醫師在診斷時的評估基準。許多人身上都可以看到這些症狀，問題在於：這些症狀對個體白天生活的影響有多大。

在此重述以上五種主觀症狀。

1. 早上爬不起來。
2. 睡醒後依舊感覺疲倦。
3. 白天精神恍惚，注意力無法集中。
4. 容易焦躁。
5. 白天或傍晚嗜睡。

Q

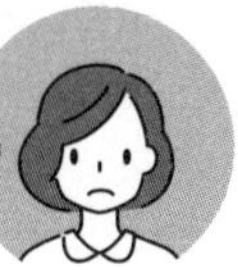

原本很好睡，最近卻睡不著怎麼辦？

A

不要和年輕的自己做比較，建議了解「其他同年齡層」的情況。

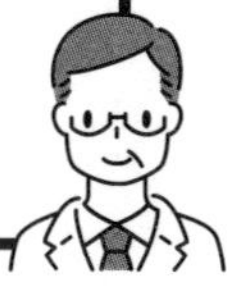

「我以前不論何時都很好睡，不曾為睡眠而苦惱，但最近不但很難入睡，還很淺眠。是不是我身體哪裡出了問題？還是罹患心病而不自知……？」

有些病患為此相當煩惱，但令人訝異的是，他們大多以「年輕時的自己」作為參考。「以前很好睡，但最近睡不著好痛苦」，如此訴苦的朋友，多半容易將自己做今昔對比。

人體會隨著年齡產生變化

就算十幾歲時，可以「輕鬆嗑下兩碗特大碗牛肉蓋飯」，到了四、五十歲，那根本是強人所難。一個人的食量慢慢變成「普通飯量就能吃飽」是極其自然的現象，難道還要堅持「我的飯量就是兩碗牛肉蓋飯」，一邊勉強自己硬吞，吃到胃不舒服，一邊哀嘆「我明明可以吃下更多東西的」嗎？我想應該沒有人那麼自虐。

然而，談及睡眠時，許多人卻頑固地堅持以「年輕時的自己」為標準。

如果二、三十歲的年輕人表明自己「最近突然失眠」，我會建議他們前往睡眠診所或身心內科看診，但如果四十歲以後慢慢出現睡眠問題，其實不用太過擔心。每個人都會因年齡增長而產生變化，即使外表年輕、在工作前線依舊十分活躍，時間依舊會準確地在我們的身體留下刻痕。

中途清醒、早醒、淺眠也不用太在意

科學上普遍認為，老化是導致人體發生生理變化的原因，包括高齡者逐漸無法入睡等睡眠問題在內，都屬於一種老化現象。然而，身體之所以會隨著年齡增長而老化，詳細原因尚未釐清。儘管科學家已發現多個長壽基因，且已知這些基因數量會隨年齡增長而減少，但僅憑長壽基因，仍然無法完整解釋老化現象。

雖然我們尚未全盤了解，但很明顯的，人體的各種功能都會隨年齡增長而發生變化，比如體溫調節能力。核心體溫不下降，人會難以正常入睡，但隨著年齡增長，體內血液循環變差，體溫調節功能也會隨之減弱，導致核心體溫在入睡時不容易降下來，因而變得難以入睡。

光線與睡眠也息息相關。當人隨著年齡增長而出現白內障等疾病時，對光的敏感性會減弱，無法在白天充分接受光的刺激，從而對睡眠或生理節律造成不良影響。

○睡眠期間多次醒來的「中途清醒」
○天未亮就清醒的「早醒」
○無法熟睡的「淺眠，深層睡眠減少」

令人遺憾的是，這些都是隨年齡增長必然出現的變化，我們只能欣然接受。「半夜醒來上廁所」的頻率在兩、三次以內都算正常。「如廁後躺回床上就再也睡不著，長期夜晚失眠好幾個小時」確實是一個大問題，但如果躺回床上後在不知不覺間睡去，即無須太過擔心。這就和老花眼一樣，屬於一種「**人在四、五十歲以後開始出現的生理現象**」，**我們坦然接受就好。**大致了解睡眠的概況之後，如果你還是有睡眠困擾，不妨多嘗試本書中介紹的方法，培養良好睡眠習慣。

不妨與同輩朋友交換意見

如果真的想比較睡眠情況，應該與「同齡層」的人對比，而不是回想「當年的自己」。

「體質及生活習慣都不同，和其他人比較睡眠情形，也沒什麼意義。」

或許有人會如此認為，但「年齡」這個共通點，卻是一個出乎意料的可靠指標，就像健康檢查中，血壓或膽固醇等項目分析，是以「在該年齡層中屬正常範圍」一樣。所以不妨多與家人、朋友或同事等身旁的人聊聊睡眠話題，你或許會發現許多人都有類似的煩惱，從中獲得些許的寬慰。

當你確定自己「與同齡層相比，睡眠偏少，品質很差」，不是矛盾性失眠時，便可能是生理老化以外的因素所造成。建議找出原因所在，加以改善，以確保良好的睡眠。

Q

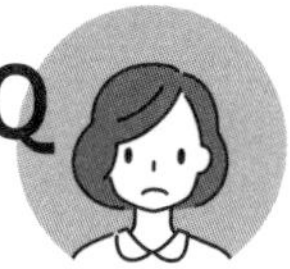

補眠可以消除睡眠負債嗎？

A

不可能徹底消除，但努力不會白費。

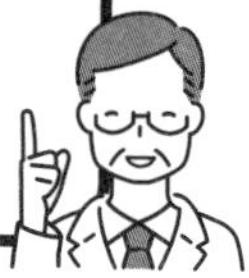

有睡眠煩惱的人，通常會想盡辦法彌補睡眠的不足。

「我會在週末睡一整天補眠，一次消除平日累積的睡眠不足。」

「我搭電車通勤的時間約三十分鐘，有座位坐可以打盹，我也把這算在睡眠時間裡。」

「自從COVID-19疫情擴大，開始居家辦公後，我都會小睡一下。」

這類的「補眠」或「打盹、小睡」可以消除睡眠負債嗎？

我了解整個週末呼呼大睡有多痛快，也很清楚小睡一下有多舒服，雖然很想篤定地回答「當然可以！」，但遺憾的是，答案是「不」。

睡眠是一種很容易累積但不易償還的債務。我在〈新生訓練〉中介紹的實驗結果顯示，為了償還多年累積一天四十分鐘的睡眠債務，受試者即使每天無時間限制地睡覺，依舊耗時三週才還清債務，所以每週只有一至兩天睡眠充足，並無法「稱心如意！」地還清睡眠負債。如果某人在週末的睡眠時間比平日長，反而是睡眠負債的跡象，所以消除睡眠負債最根本的做法，應該是設法每天多睡一點，讓睡眠品質好一些。

補眠是來自身體的求救訊號

我想你現在應該了解，所謂的補眠並不能解決睡眠負債，但在此我也必須聲明，補眠絕非徒勞無益。反之，「週末想睡個過癮」的反應，其實是身體發出的求救訊號。

當身體正在哀號「不能再這樣下去了，我已經到極限了！」你應該給予回應。雖然不是根本的解決之道，假日還是儘量補眠，作為應急措施。但切記，這種睡眠模式只是緊急處理，既不能儲存睡眠，也算不上償還睡眠負債，完全是一種「錢從左手進、右手出」，想留也留不住的概念。還有一點很重要，當你在週末補眠，週一早上可能會出現類似時差的反應，**容易變得情緒低落、工作效率下滑，出現所謂「憂鬱星期一」的症狀**。

假寐只是權宜之計，不可能成為「品質良好的睡眠」

搭車時打盹或午休小睡，雖然也有幫助，但無法消除睡眠負債——因為**零散的睡眠大多是淺眠**。我相信，許多人都曾在打盹時，因身體晃動，為了保持姿勢（避免身體癱軟）而清醒。

人在睡眠過程中，會反覆出現淺層睡眠與深層睡眠。

○深層睡眠（非快速動眼期睡眠）＝大腦和身體皆處於熟睡狀態
○分歧睡眠（快速動眼期睡眠）＝身體熟睡但大腦清醒的狀態

在睡眠的非快速動眼期，也就是深層睡眠這段期間，身體和大腦會進行修復，整理記憶。只要這個階段睡得好，自然可以提升睡眠品質。**入睡後，大約會在九十分鐘內進入最深層的睡眠**，這九十分鐘，我稱之為「**黃金熟眠九十分鐘**」，是我在睡眠研究中最重視的部分。

人在入睡後，會緩慢經過一段深沉的非快速動眼期睡眠，接著大約九十分鐘後出現短暫的快速動眼期睡眠。這一組睡眠模式會在天亮前重複四到五次，隨著時間從深夜到早晨，熟睡的非快速動眼期睡眠會逐漸縮短，快速動眼期睡眠則愈來愈長。

快速動眼期睡眠正是所謂的「做夢睡眠」。由於身體沉睡，因此肌肉處於放鬆狀態，但大腦卻和白天清醒時一樣活躍。快速動眼期睡眠又稱ＲＥＭ睡眠，取自快速眼球轉動（Rapid Eye Movement）的英文字首縮寫，尤其在做夢時，眼球會劇烈運動。在動物資料中，大多不會記錄眼球轉動，所以有時會以「矛盾睡眠」（Paradoxical Sleep）來稱呼快速動眼期睡眠。之所以稱為矛盾，是因為身體熟睡但大腦卻是清醒的。快速動眼期睡眠不一定是淺層睡眠，因此在本書中有時也會採用（大腦與身體的）「分歧睡眠」或「做夢睡眠」等用語。

打盹或小睡大多停留在淺層的非快速動眼期睡眠，不會進入深層的非快速動眼期睡眠，所以很難完全恢復因睡眠負債而未能正常修復的大腦。

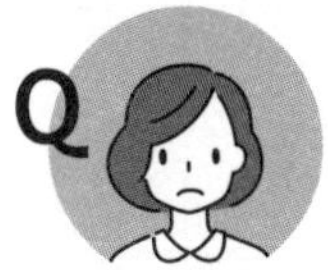

什麼是「黃金熟眠九十分鐘」？

A

最佳的身體修復時間。

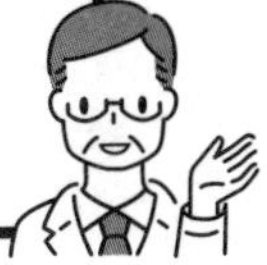

人在入睡後約九十分鐘，會進入最深層的非快速動眼期睡眠，即所謂的「黃金熟眠九十分鐘」。之所以稱之為「黃金」，是因為在這九十分鐘內，是人體最積極執行以下五項生理任務的重要時段。

1. 讓大腦與身體休息。
2. 統整並鞏固記憶。
3. 調節荷爾蒙的平衡。

4. 增強免疫力。

5. 排出腦內廢物。

一九五〇年以前，普遍認為「睡眠的作用只是讓身體休息」，研究課題充其量只是想方設法消除睡意，因此睡眠學從來就不是一門引人入勝的自然科學。如果只是想讓身體休息，橫躺就能輕鬆達到這個目的，但睡眠的休息是一種更積極的「大腦與體內修護」。

善用「黃金熟眠九十分鐘」，修復大腦與身體

其實大腦和身體在白天也會有某種程度的自我修復，但有一些維修作業只能在睡眠中進行。

舉例來說，一家營業中的餐廳，光是為了處理眼前的「待辦事項」，諸如出餐與顧客服務等便忙碌不堪，根本沒空打掃或修理損壞的設備。

同理，人們的身體和大腦在白天十分忙碌，忙著活動肌肉、思考、消化食

睡眠模式與「黃金熟眠九十分鐘」的睡眠作用

睡眠是「非快速動眼期睡眠」與「快速動眼期睡眠」的反覆交替

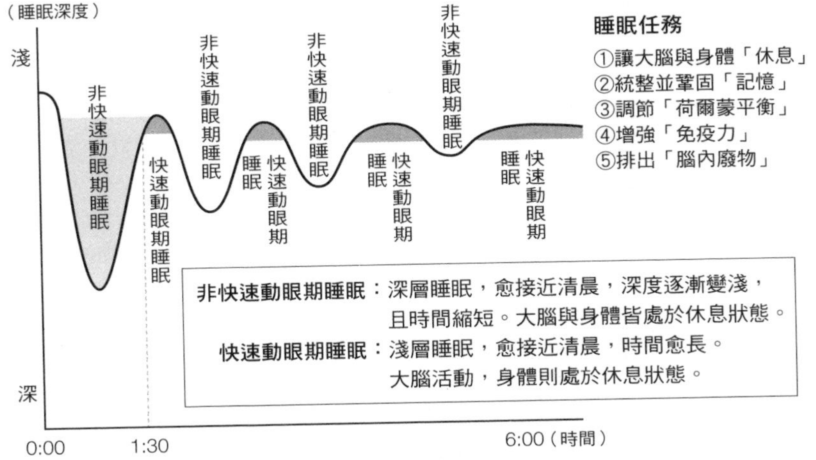
（睡眠深度）
淺
深
非快速動眼期睡眠
快速動眼期睡眠
非快速動眼期睡眠
快速動眼期睡眠
非快速動眼期睡眠
快速動眼期睡眠
非快速動眼期睡眠
快速動眼期睡眠
0:00
1:30
6:00（時間）
睡眠任務
①讓大腦與身體「休息」
②統整並鞏固「記憶」
③調節「荷爾蒙平衡」
④增強「免疫力」
⑤排出「腦內廢物」
非快速動眼期睡眠：深層睡眠，愈接近清晨，深度逐漸變淺，且時間縮短。大腦與身體皆處於休息狀態。
快速動眼期睡眠：淺層睡眠，愈接近清晨，時間愈長。大腦活動，身體則處於休息狀態。

最深的睡眠落在第一週期！

物……大半精力耗費在應付各種活動上。正因為如此，我們才需要深層睡眠的「黃金熟眠九十分鐘」，讓大腦和身體都獲得深度休息，進行修護。

我們從做夢的情況發現，快速動眼期睡眠是一種身體熟睡但大腦清醒的分歧狀態。此時，大腦並不是在進行修護，而是在整頓記憶，或是做起床的準備。

另一方面，非快速動眼期的睡眠作用就是休息、心跳變慢、自律神經中的交感神經活動減緩，所以並非單純的休息，而是「包含血管在內的大腦與身體的大休息」。這就如同道路在交通流量減少的夜間施工，損傷的血管也能進行修復。反之，如果沒有獲得適當的睡眠，導致血壓和心跳數在睡眠期間維持高檔不下降，未能獲得修復，致使日夜過度工作的血管逐漸磨損，結果恐導致**罹患腦出血或心肌梗塞等心血管疾病的風險遽增**。

患有睡眠呼吸中止症候群等睡眠障礙，或身體健康但累積不少睡眠負債時，血壓在睡眠期間不會下降。正常情況下，睡眠期間的血壓理應比清醒時更低，但如果血壓恆定不變，終究會造成血管磨損，導致動脈硬化，缺血性心臟病或腦血管疾病的發生率也會增加。

這部分涉及日本人第二大死因心臟病，及第四大死因腦血管疾病，因此我希望大家四十歲以後能善用「黃金熟眠九十分鐘」來保養血管。

利用「黃金熟眠九十分鐘」提高免疫力

在「黃金熟眠九十分鐘」期間，體內會釋放大量的生長激素。

「那只限中小學生吧？我老早就超過成長年齡了。」

第一週期的非快速動眼期睡眠是生長激素分泌的關鍵！

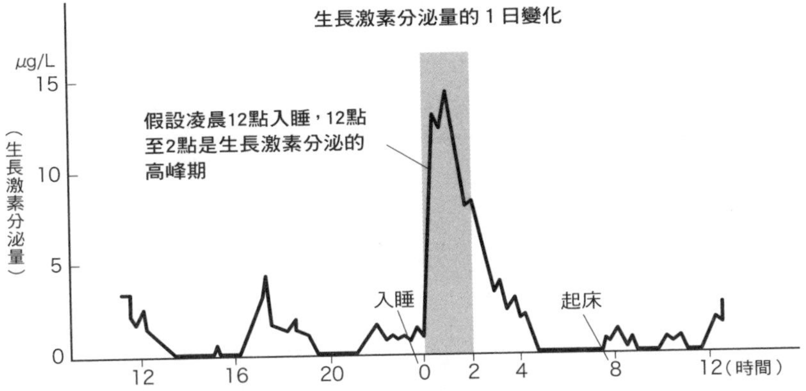

- 第一週期的非快速動眼期睡眠會分泌70～80%的生長激素。
- 生長激素的分泌量取決於睡眠質量，而不是時段。

→ **提升第一週期的非快速動眼期睡眠品質，可促進生長激素分泌！關鍵是在固定時間就寢。**

改編自布魯塞爾自由大學Van Coevorden等人的製圖（1991年）

有些人如此誤會，但其實**人終其一生，都會分泌生長激素**。儘管如大眾所知悉，隨年齡增長，生長激素的分泌量會驟減，身體也停止生長，但該荷爾蒙與免疫關係密切。「我都這把歲數了，又長不高，不需要生長激素。」如果你這樣想就太可惜了！生長激素是新陳代謝的泉源，具有可望改善皮膚狀況的效果，還有助於強化骨骼。我們的皮膚和骨骼會不斷汰舊換新，即使年老，這些機制依舊不變。

二〇二一年四月，我身為創辦人之一並兼任研究顧問的日本BRAIN SLEEP公司曾進行一份萬人網路線上問卷調查。調查中發現，**曾感染新型冠狀病毒肺炎（COVID-19）的民眾，睡眠品質普遍不佳；除此之外，睡眠呼吸中止症候群病患因為睡眠品質相當差，是感染COVID-19的高危險群。**

關於睡眠呼吸中止症候群，將於後面課程詳述，總而言之，該族群感染COVID-19的風險極大，因此若本人有意願積極「預防病毒感染」，建議接受專業治療，以確保「黃金熟眠九十分鐘」。

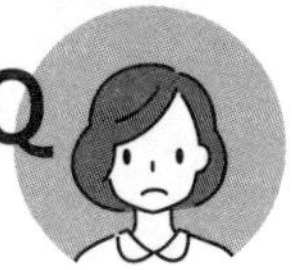

Q 晚睡是否就無法睡滿「黃金熟眠九十分鐘」？

A 不論你幾點睡，都一樣。

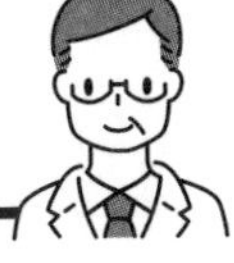

「黃金熟眠九十分鐘」有助於調節荷爾蒙平衡及自律神經，所以身心都能煥然一新。反之，舉例來說，現已知憂鬱症患者入睡後很難進入非快速動眼期的深層睡眠，即使進入深層睡眠，時間也非常短暫。出現這種症狀時，無論他們睡多久，都無法消除疲勞，從而陷入精神不濟的惡性循環。相信透過以上解釋，大家應該可以理解，入睡後第一週期的最深層睡眠「黃金熟眠九十分鐘」有多麼重要。

「凌晨十二點前睡才會有黃金熟眠九十分鐘」的迷思

有時，我會聽到有人說：「我因為工作關係，很難在半夜十二點前上床睡覺，時常錯過黃金熟眠九十分鐘。」這是一個天大的誤會。

在此請容我鄭重糾正這個觀念。**不論是晚上十點睡，還是半夜兩點睡，入睡後第一次出現的深層睡眠都是「黃金熟眠九十分鐘」。就算在凌晨十二點以前入睡，如果入睡後沒有出現深層睡眠，那就不是「黃金九十分鐘」，而是「鍍金九十分鐘」**。

這種迷思為什麼會廣為流傳？我猜是因為一般人聽到「剛入睡後的九十分鐘是黃金熟眠九十分鐘」時，自然會想知道「幾點睡比較好」的問題，以便作為參考。假設理想是一天睡七小時，早上六點至七點之間起床，往回推算結果就是「半夜十二點左右睡覺」，從而傳出「必須在半夜十二點前睡，才能睡到黃金熟眠九十分鐘」的說法。

美容產業又把這個說法進一步延伸，宣稱「夜晚十點至凌晨二點是皮膚的美容覺時間」，並稱之為「灰姑娘時間」。他們的理由是「這個時段會大量分泌（生長）激素」，但其實如果沒有達到非快速動眼期的深層睡眠，無法獲得荷爾蒙如魔法般的神奇好處，也就當不成灰姑娘。簡而言之，幾點睡並不重要，重要的是入睡後的「非快速動眼期」睡眠必須深沉且持久長達約九十分鐘。為了達此目標，在此分享一些秘訣供學員參考。以下課程中，將逐步講解這些睡眠秘方。

人們的生活型態及工作模式愈來愈多元，有人要顧小孩，有人必須照顧家人或輪班工作，並非人人都能在半夜十二點以前就寢，而且許多人未能獲得理想的睡眠時間。然而，即使無法睡滿「理想七小時的睡眠」，但如果是「確保第一週期深層睡眠的黃金熟眠九十分鐘」，相信許多人可以辦到這一點。

以付出最少的努力獲得最大成效——這就是「黃金熟眠九十分鐘」的神奇功效。

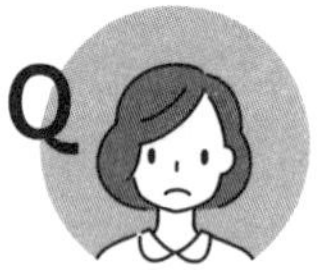

睡眠充裕可以預防感染COVID-19嗎？

A

睡眠呼吸中止症候群患者即使長時間睡眠，依舊是感染的高危險群。

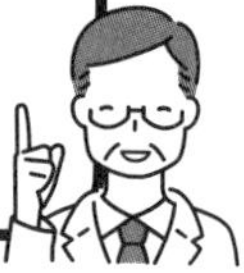

不光是COVID-19，感染症與睡眠關係密切。

美國每年有二萬至六萬人死於流感，相關研究早已指出，睡眠對預防流感的重要性。當一個人有睡眠負債或睡眠品質不良時，他必須承擔以下風險。

1. 感染風險增加。
2. 免疫力下降。
3. 即使打疫苗也不易產生抗體。

4.感染時恢復緩慢，容易得重症。

以上是流感與睡眠的關係，現在大家應該都十分耳熟能詳。二〇二一年四月，前文提及的日本BRAIN SLEEP公司萬人網路問卷調查中，有一百四十四名感染COVID-19，其中七十五・七%為二、三十歲青年。

「應該是因為累積了睡眠負債，或睡眠品質不良所造成。」

我如此推測，進一步詳細追蹤，發現三十五・四%的感染者罹患睡眠呼吸中止症候群。這個調查結果令人十分訝異。未感染者中，出現呼吸中止症狀的頻率為二・七%，而那些**睡眠呼吸中止症候群患者感染COVID-19的風險竟高達十三・一倍**。

在睡夢中停止呼吸？睡眠呼吸中止症候群的可怕之處

睡眠呼吸中止症候群，是在睡眠期間於一小時內出現十五次以上（中度以上）暫停呼吸的疾病，重症患者一小時內呼吸中止次數高達六十次，換言之，

睡眠呼吸中止症候群的治療成效

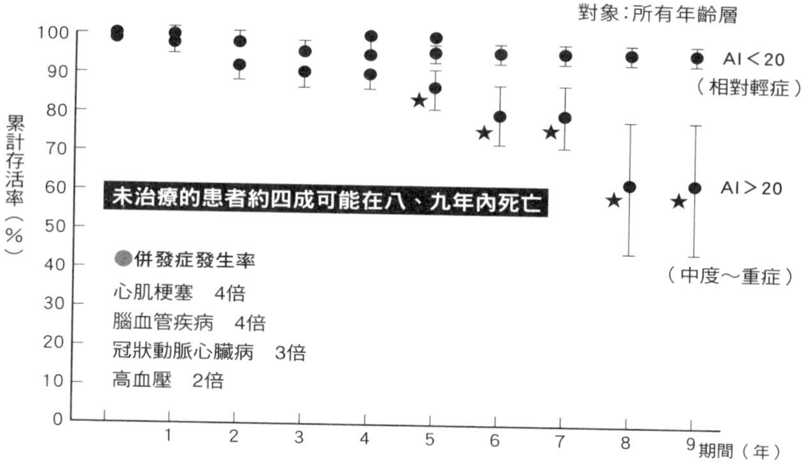

He, J., et al., *Mortality and apnea index in obstructive sleep apnea. Experience in 385 male patients.* Chest, 1988. 94[1]:p.9-14.

患者在睡覺時每分鐘有超過十秒的時間呈現窒息狀態。都已經睡到快要窒息，當然不可能進入深層睡眠，所以睡眠品質非常差，時常從睡夢中醒來，白天昏昏欲睡。

睡眠呼吸中止症候群容易併發高血壓、糖尿病、心肌梗塞、腦中風等多種疾病，也有研究調查歸結出可怕的結論：重症患者如果未接受治療，約有四成病患可能在八至九年內死亡。

睡眠呼吸中止症候群患者的免疫力也明顯下降。

美國亦有報告稱：「在睡眠呼吸中止症候群回診病患與一般民眾

的比較研究中發現，病患感染COVID-19的風險增加了八倍。」我們的研究是在同一批受試群眾中，分別針對COVID-19感染者與未感染者進行調查，因此所得數據可能更接近現實情況。

哪怕是年輕、清瘦者或婦女，也都必須小心

當我看到網路問卷的結果時，非常震驚。

「近百分之七十的COVID-19感染者為年輕族群，身形清瘦，且其中近四成為睡眠呼吸中止症候群患者。」

在美國，普遍認為睡眠呼吸中止症候群是一種「肥胖中年男子專屬的疾病」。由於軟組織壓迫呼吸道阻礙呼吸，因此睡覺時鼾聲如雷也是該症候群的一大特徵。

然而日本人等亞洲人的骨骼，天生臉部扁平，下顎後縮，即使睡眠時未遭受軟組織壓迫，亞洲人的呼吸道原本就偏狹窄，因此容易罹患睡眠呼吸中止症候群。

無論是兒童、青年、婦女或體型清瘦的人，任何人都可能罹患睡眠呼吸中止症候群。睡眠呼吸中止症候群可能引發各種疾病，不僅容易感染COVID-19，也容易感染流行性感冒，心裡有底的人，請逕洽睡眠門診。在睡眠期間配戴治療用的鼻罩或口鼻面罩，利用機器加壓避免呼吸道坍陷，可獲得顯著改善。

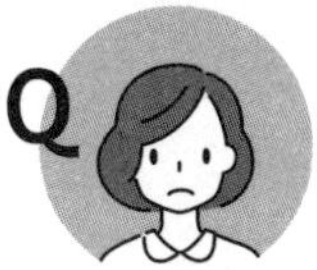

請簡單說明COVID-19與睡眠的關係。

A

睡眠品質差，一定會增加感染風險。

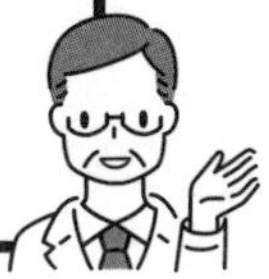

COVID-19或流感有僅出現輕微感冒症狀的「幸運病例」，也有症狀嚴重的「不幸病例」。醫生及研究人員的職責就是關注這些「不幸病例」，仔細研究，替未來做預防準備。

病毒抗體進入大腦的「嗜睡性腦炎」

關於全球大流行的傳染病，在睡眠醫學一份備受矚目的重要報告中指出，西班牙流感與「嗜睡性腦炎」之間可能有所關聯。

西班牙流感是一百年前震撼全世界的全球大流行疾病，經常被提出與COVID-19做比較。據稱，當時約五億人感染，占全球總人口二十七%，死亡人數高達一億。在同一時期，歐洲開始流行「嗜睡性腦炎」。一九一七年，維也納病理學家康斯坦丁・馮・艾克諾摩（Constantin von Economo）針對已故病患的病理解剖進行詳細報告，故亦稱為「艾克諾摩腦炎」。

嗜睡性腦炎的發燒、喉嚨痛、頭痛等症狀與感冒類似，但白天精神恍惚，視物有雙重影像，清醒時經常打盹，變得嗜睡（Hypersomnia），導致睡眠時間逐漸日夜顛倒。此外，亦有後遺症併發帕金森氏症的案例。嗜睡性腦炎在歐洲流行約四年，累計五百萬人染病，一百五十萬人死亡，疫情相當嚴重。

當時沒有技術得以查明，不過由於死者的肺部與大腦等組織保存至今日，後來透過大家耳熟能詳的PCR檢測等發現，嗜睡性腦炎患者確實感染了西班牙流感，於肺部等部位檢驗出流行性感冒病毒。然而，以同樣方式檢測大腦，卻未驗出病毒。研究員根據這些結果推論，嗜睡性腦炎並非病毒直接入侵大腦內部引發炎症的腦炎，而是所謂的腦病變，因過度的免疫反應，引發腦炎症狀。如果是腦病變，亦可能是病毒抗體進入大腦。基於組織保存方法和檢驗方法等問題，我們得不到確切的結論，但在嗜睡性腦炎的病例中，亦有報告指出於大腦和腦脊髓液中檢測到病毒抗體。此外，有些免疫細胞除了產生抗體，還會引起自體免疫反應，但在正常情況下，這些細胞不會侵入至大腦。大腦是免疫系統的禁區，免疫細胞及抗體無法輕鬆進入大腦。此外，經由PCR檢驗，亦查明西班牙流感屬於一種H1N1流感。

綜合上述最新發現及艾克諾摩醫師的研究報告，我們可以合理推論，嗜睡性腦炎是因感染流感後，引發過度免疫反應，且該免疫反應選擇性地破壞大腦下視丘或腦幹等維持清醒的部位所造成。

大腦安全系統遭到破壞！

我們的身體是由血管連通，營養素、氧氣、荷爾蒙等各種物質如同汽車在通往全國各地的高速公路上奔馳一般，透過血液迅速輸送到全身，並帶走不必要的廢物予以排出。

唯獨大腦是完全另外一回事：設下嚴格管制，以防止多餘的外來物入侵。大腦就像一座城堡，透過城門般的「血腦屏障」執行安全檢查功能，阻擋大部分的外來物質。

但是，罹患嗜睡性腦炎的大腦可能存在著對抗流行性感冒病毒的免疫抗體——也就是說，抗體會突破血管障壁，闖入大腦內部。該抗體原本應該對抗病毒，但進入大腦後，可能因錯誤研判而攻擊與流行性感冒病毒結構相似的大腦組織，引發疾病。

儘管現在依舊還未發現嗜睡性腦炎的病原，但由於大多數嗜睡性腦炎患者皆曾感染西班牙流感，並出現特定的腦炎症狀，因此「嗜睡性腦炎是感染流感所引發的流感相關性腦病變」的說法成為主流，亦即在大腦中出現對流行性感冒病毒的免疫反應，選擇性地攻擊腦中維持清醒的部位。

如果嗜睡性腦炎是「流感相關性腦病變」，也就是病毒抗體或帶有自我攻擊性的免疫細胞進入大腦，仍然算是一種血腦障壁遭破壞所引發的疾病。

睡眠呼吸中止症候群引起的疾病骨牌效應

猝睡症是我的研究主題之一，病患在白天會多次遭睡魔猛烈襲擊。「食慾素」（Orexin）是一種傳達清醒指令的神經傳導物質，然而猝睡症患者體內製造該食慾素的神經細胞數量銳減。猝睡症會出現一種非常奇異的症狀，稱為猝倒（Cataplexy），通常是患者受情緒刺激而觸發吃驚或大笑等反應，以致全身突然短暫失去肌肉力量。目前已知猝倒症也與缺乏食慾素有關。此外，猝睡症會頻繁出現入睡前的幻覺、身體麻痺或睡眠癱瘓（俗稱的鬼壓床）等症狀。

食慾素神經細胞為什麼會減少？根據史丹佛及其他單位的近期研究發現，主要原因與自體免疫疾病有關，也就是身體的免疫細胞錯誤攻擊神經細胞。

自體免疫疾病亦深受血型等遺傳因素影響，比如人類白血球抗原（HLA）的免疫細胞等，即攸關器官移植後的排斥反應。在猝睡症中，也有部分患者身上具有特定的人類白血球抗原。然而，遺傳因素本身並不足以導致發病，還受感染或腦部外傷等外部環境的先驅因素所影響。

雖然這也與嗜睡性腦炎的發病機制有關，但耐人尋味的是，在二〇〇九年豬流感（譯注：正確名稱為H1N1新型流感）流行期間，接種疫苗或確診者當中，罹患猝睡症的患者人數有所增加。當時的症狀有別於嗜睡性腦炎，患者出現白天嗜睡、猝倒或睡眠癱瘓等現象，與自發性猝睡症毫無區別。這些發病案例果然具有猝睡症特有的人類白血球抗原，換言之，這意味著感染H1N1新型流感或接種疫苗引發的免疫反應，有可能導致典型的猝睡症發病。更值得玩味的是，豬流感與西班牙流感同樣為H1N1病毒所引起。或許，我們可以大膽推測H1N1容易引起自體免疫性腦病變，且其免疫反應可能會攻擊下視丘或促使大腦保持清醒狀態的區域。

不限於COVID-19，普通感冒即使本身症狀不嚴重，依舊是「萬病之源」，很可能因一連串的連鎖反應引發重大疾病。雖然新冠病毒可能引發嗅味覺喪失或情緒低落等中樞神經系統症狀，但危及生命的腦炎或腦病變等病例報告極為罕見，算是不幸中的大幸。

由於這部分涉及我的專業領域，一不小心就沉浸其中，高談闊論。我們暫且不談這些艱深議題，總之請記住，**睡眠負債增加或睡眠品質下降，會讓人容易罹患感冒等連鎖病症，而睡眠呼吸中止症候群是造成睡眠品質不良的主要原因之一。**

就讓我們一起確實地提高睡眠品質，避免因睡眠不足或睡不好引發「疾病的骨牌效應」。

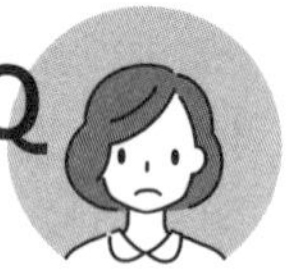

Q

未來的睡眠模式將有何變化？

A

「揭開冬眠的秘密」或許有助於人類進一步探索太空。

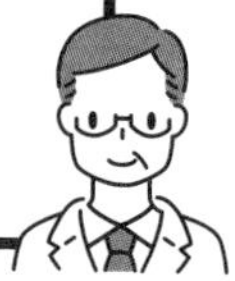

我想在第1堂課中，我已經講解了絕大多數的「睡眠基礎知識」，包括矛盾性失眠出乎意外地常見、「黃金熟眠九十分鐘」對改善睡眠品質十分重要，以及睡眠呼吸中止症候群有多麼危險等。儘管免疫與腦病變或嗜睡症的相關議題略顯艱深，但從第2堂課開始，我會用淺顯易懂的方式，分享提高睡眠品質的方法。

由於先前提及導致腦病變或疾病的可能性，使得內容變得有些嚇人，所以在第1堂的最後，讓我們來聊聊輕鬆一點的話題。

「未來人類可以不用睡覺嗎？」

曾經有小學生問我這個問題，我的答案是「不太可能」。

然而，未來人類睡眠確實有可能會發生巨大變化，**其中的關鍵在於「冬眠」這個睡眠模式。**

松鼠冬眠後依舊可以進入深層睡眠

二十世紀後半，史丹佛研究人員提出了一個有趣的假設。

「如果能解開冬眠的謎底，睡眠研究或許能取得卓越的進展」。在冬眠期間，身體會持續維持低體溫、心跳減緩等重大變化，因此仔細觀察冬眠中的大腦，不難發現特有的變化及引起變化的相關部位。

誠如前述，睡眠研究最早可追溯至一九五〇年代，是一個相對新穎的領域，存在許多未知。對於冬眠，我們知之甚少。

於是，史丹佛大學利用北美常見的花栗鼠（譯注：地松鼠的一種。松鼠分為地松鼠與樹松鼠，地松鼠才會冬眠，本書中提到的松鼠皆為地松鼠）進行了一項實驗。

據了解，擁有濃密尾巴的花栗鼠在秋末至初春期間會進入冬眠，短至一個月，最長可達三個月。研究人員收集了數隻花栗鼠，在牠們舒適蜷縮著冬眠時，把牠們從睡眠中喚醒，再令其重新入睡。

無論是人類還是花栗鼠，從正常睡眠中醒來後，俗稱「睡眠壓」的睡意強度會減弱，即使再次入睡，也不會進入深層睡眠。普遍認為，睡眠壓之所以會因睡眠而減少，是因為睡意獲得釋放，接著個體清醒、起床，隨著一整天的活動，又慢慢累積睡眠壓，到了夜晚變得昏昏欲睡。

假設花栗鼠的冬眠與睡眠機制相同，照道理，進入冬眠後的睡意強度會減弱，即使再次入睡，也不會進入深層睡眠。然而腦波檢測的結果顯示，花栗鼠在冬眠中被喚醒後，再次入睡依舊可以睡得非常深沉，而且冬眠期間愈長，睡眠壓愈大，彷彿已經很久沒有睡覺一樣。換言之，該研究發現，**冬眠是一種警醒程度（Arousal level）和新陳代謝持續下降的狀態，與一般睡眠完全不同**。

筑波大學成功讓沒有冬眠習性的老鼠冬眠

「睡眠與冬眠是兩回事」這篇論文在二十年前發表時，慘遭多次退件。雖然快速動眼期睡眠現在已算是一種常識，但當年德門特教授團隊發現快速動眼期睡眠後，第一篇論文在刊載前也吃了多次閉門羹。想來「否認」或許是人們對重大發現最直覺的第一反應。

現在我們知道，冬眠並不意味著個體會從頭到尾保持睡眠狀態。松鼠在冬眠前會挖一個很深的地洞，勤奮採集樹木果實，在冬天來臨前，鑽入洞穴冬眠。冬眠期間，有時會醒來進食，然後再入睡，而且只要有進食，便有排泄。熊在冬眠前則是會大量進食，儲存脂肪，冬眠後便不吃不喝，也不會排泄，但還是會不時醒來。

儘管過去曾遭學界多次否認，但筑波大學櫻井武教授的研究團隊，依舊在二〇二〇年證實，睡眠與冬眠明顯不同。他們發現，原本無冬眠習性的老鼠，只要透過刺激下視丘的腦神經細胞團簇，可藉由人工的方式促發老鼠進入冬眠狀態。

不論是松鼠、熊或老鼠，處於冬眠狀態的動物都不需要太多氧氣，而且體溫下降，新陳代謝非常緩慢。老鼠心跳正常約為每分鐘一百五十下，冬眠期間降至二十下，體溫則從正常的三十九度（攝氏）降到二十度左右。在一般情況下，這麼低的新陳代謝會導致身體受損，出現後遺症，但實驗鼠在冬眠後的身體狀態卻能恢復正常。

老鼠與松鼠、熊不同，原本無冬眠習性，卻因被刺激大腦神經細胞而進入冬眠狀態（低代謝狀態），而且即使刺激相同部位，也不會引發正常睡眠，所以研究團隊推斷，冬眠與睡眠明顯不同。然而，正常睡眠與這些神經細胞之間的關聯尚未完全闡明。

冬眠技術或許可實現火星之旅？

不過，老鼠也有所謂的「偽冬眠」，會根據外界情況，自發性地表現出伴隨行為抑制的新陳代謝低下狀態。雖然目前還不清楚人類是否能做到和老鼠相同的反應，但可能性並非為零。

「我們的祖先在遠古時代，或許是透過冬眠度過寒冬。」科學家最近在西班牙某地的洞穴發現三十多萬年前的人類化石，據此提出驚人論點，蔚為一時的話題。據稱，他們觀察到早期人類骨骼「一年中有數個月停止生長」。若真如此，生活在惡劣環境之下的古代人，說不定真的曾經冬眠過。順帶一提，這個論點最近才被提出，未來也可能被推翻。

如果人類真的變得可以冬眠，我們的未來勢必會發生巨大變化。這就像電腦上的睡眠模式，允許人類按下暫停鍵「停止時間」。罹患現有醫療無法治癒等疑難雜症的病患，說不定可以藉由冬眠，等待新藥或新外科手術的出現。

此外，二〇二一年九月，伊隆‧馬斯克（Elon Musk）成為第一位搭乘SpaceX火箭進入太空的一般民眾。在日本，也因企業家前澤友作完成太空旅行而成為熱門話題。如果人類在太空旅行期間可以冬眠，移動距離可以拉得更遠，也能減輕前往火星據說「單程就得耗費四百天」的負擔。如果能在往返的移動過程中冬眠，或許能將年齡增長的缺點減少到最低程度。

儘管如此，相較於太空方面的發現，我個人對地球更感興趣，所以我期待的是冬眠或許是解開睡眠謎底的關鍵。一想到睡眠的未來可能正在改變，就令人感到振奮。

第2堂課

第一道關卡！

課堂主題：「如何舒適入睡」

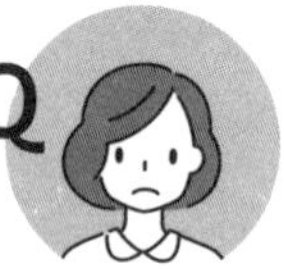

Q 我很難入睡怎麼辦？

A

試著關掉「警覺開關」。

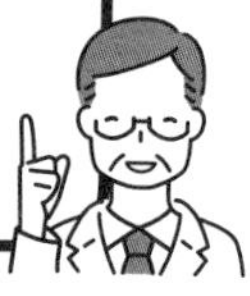

許多人有失眠的煩惱。

有的人滿腦子工作，有的人一直回想起白天的不愉快，有的人沒有心事，但躺在床上就是睡不著……

最常見的情況是，這些病例大多長期處於一種**過度緊張或過度警覺（Hypervigilance）的狀態**。

每個人在白天都會保持緊張或警覺，才有辦法工作、念書、與人進行複雜的交談、操作機械、使用刀具而不受傷，也能迅速避開危險以免發生事故。簡單來說，就是大腦和身體的警覺開關呈現「開啟」的狀態。

然而，難以入睡的人無法輕易關閉這個開關。他們即使待在溫暖的被窩裡，仍然像清醒時一樣維持緊張和警覺，輾轉反側，變得「想睡也睡不著」。

有些藝術家會「一直畫畫，不斷創作，直到極限，然後維持身體緊繃的狀態，就地睡著，隔天早上醒來又突然接著動工」，但普通人要是每天都這樣過，終究會導致生活品質下降，損害健康。

失眠來自綜合成因

雖然目前失眠仍有不明之處，但其可能成因主要有以下三種。

1. 伴隨身體或精神疾病的失眠症
2. 藥物影響造成的失眠症
3. 生理或心理因素造成的失眠症

失眠也是一種「症候群」，病因可能相同，可能不同，也可能是多種因素組成。如果失眠嚴重到會影響日常生活，可能是第一項的疾病所造成，也可能是受第二項的藥物影響，又或許是三種因素的混合，建議諮詢睡眠專科醫師的意見。

如果因第三項的生理或心理因素造成失眠，對生活的影響較輕微時，我們可以自行採取一些補救措施來改善。常見的「睡不好」也屬於第三類型。許多失眠的人大多是第三項所造成，所以不妨試試我在後面分享的幾種方法。

很難關閉「警覺開關」

我們的身體備有許多開關，可以喚醒我們，保持在緊張狀態。

舉例來說，大家耳熟能詳的多巴胺就是一種極具代表性的警覺開關。一般認為，多巴胺與緊急狀況和自主清醒有關。即使半夜熟睡，當發生地震或電話鈴聲響起時，讓人即刻清醒，便是多巴胺的作用。

去甲基腎上腺素、組織胺、血清素與多巴胺同樣為「單胺」類神經傳導物質，而且有趣的是，這些神經細胞在大腦清醒時會變得更加活躍。另外也有一些同樣是單胺類神經傳導物質，例如大腦藍斑核中大量含有的去甲基腎上腺素起核，不僅與清醒有關，也涉及注意力與情緒。

最近醫學發現……，再寫下去不免離題，總之我想說的是，大腦中至少有數種神經傳導物質可以開啟警覺開關，但**能關閉警覺開關，引人入睡的神經傳導物質只有一、兩種**，非常稀少。可以肯定的是，組織胺也與清醒有關。抗組織胺的藥物亦可作為安眠藥使用，服用後不僅會讓人產生睡意，還有注意力不集中等副作用。「完全清醒」不僅意味著睜開眼睛，還需要注意周圍環境，在察覺危險時，有能力迅速判斷並做出決定。

若從演化的角度來思考，這當中自然有其道理在。古代人生活在惡劣環境中，如果不立即開啟警覺開關，可能會被野獸襲擊而喪命，而且清醒後，必須四處覓食。我們的祖先白天為了尋找食物，已經精疲力盡，所以到了夜晚，這些清醒神經細胞自然會停止活動，深沉睡去。再者，漆黑的暗夜裡，也沒有燈光或娛樂可以享受，所以也不會有「難以入睡」的問題，不需要所謂「關閉」的開關。但縱使疲累不堪，也絕不能關閉緊急情況的警覺開關。也就是說，人

核心體溫與皮膚溫度的一日變化

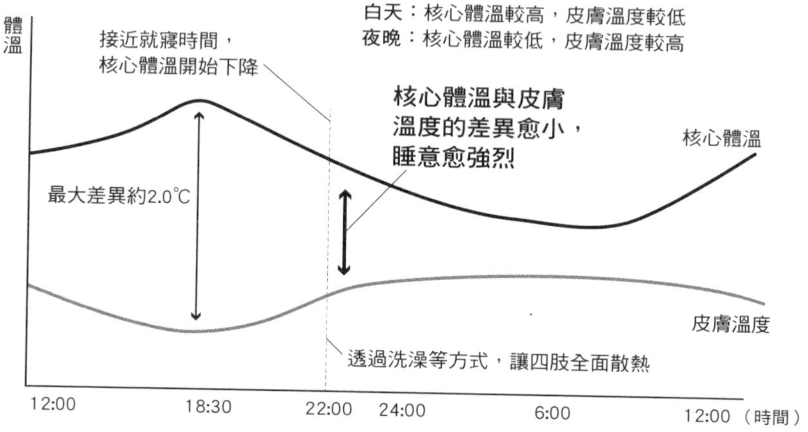
體溫
白天：核心體溫較高，皮膚溫度較低
夜晚：核心體溫較低，皮膚溫度較高
接近就寢時間，
核心體溫開始下降
核心體溫與皮膚
溫度的差異愈小，
睡意愈強烈
核心體溫
最大差異約2.0℃
皮膚溫度
透過洗澡等方式，讓四肢全面散熱
12:00
18:30
22:00
24:00
6:00
12:00（時間）

核心體溫下降時，四肢血液流量增加，促進散熱！

《最高睡眠法》，K. Krauchi, and A. Wirz-Justice, Am J Physiol, 1994. 267:819-829.

體是刻意將警覺開關設計成難以關閉的機制。

關閉警覺開關的關鍵在體溫與大腦

入睡時，皮膚裡層血流量會增加，導致體表溫度（臉和四肢的體感溫度也等於皮膚溫度）上升，於是皮膚會開始散熱，促使核心體溫（體內體溫）下降。清醒時，皮膚溫度與核心體溫相差約2℃，但入睡時，核心體溫會下降，從而使兩者差異縮小至大約1.2℃左右。

降低核心體溫，減少與皮膚溫度的差異。這是透過體溫關閉警覺開關，幫助人體進入入睡模式的方法之一，第二種關閉警覺開關的方法則是設法讓大腦進入放鬆模式。所以有難以入睡問題的學員，不妨從降低體溫或放鬆大腦這兩方面著手。

Q

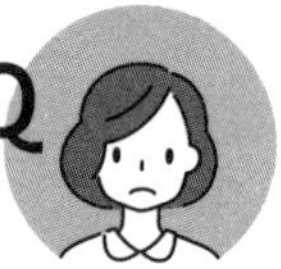

泡澡與淋浴，何者有助於舒眠？

A

依時段而異。

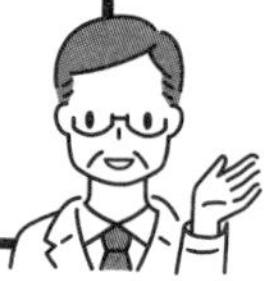

美國人比較少有泡澡的習慣，不過對愛泡澡的日本人來說，不妨**利用泡澡來降低核心體溫，打開睡眠的開關**。

人與蛇或蜥蜴不同，屬於恆溫動物，所以核心體溫不會有太大波動，但白天體溫較高，睡覺時略低。若真如此，有人可能會以為泡澡對助眠適得其反，但泡澡時體溫只是暫時升高，不久後便會降下來。舉例來說，就像我們常聽有人說「從體內暖和起來！」，泡澡十五分鐘，皮膚溫度和核心溫度都會升高。

但切勿用太熱的水洗澡或長時間泡澡，溫度刺激若太過強烈，反而會造成交感神經活化，影響入睡效果。建議**水溫控制在38℃至40℃之間，浸泡約十五分鐘較佳**。

由於體溫上升對人體是一種警訊，因此一旦體溫緩慢上升，維持體溫恆定的恆定性（homeostasis）機制便會啟動，藉由流汗或從手腳散熱，促使皮膚溫度與核心溫度同時降低。

沐浴後大約一・五至二小時左右，恢復正常的核心體溫會進一步下降，與皮膚溫度的差距縮小至約1.7℃。此時上床睡覺，可以順利關閉警覺開關，進入睡眠模式，所以會很好睡，獲得一夜好眠的「黃金熟眠九十分鐘」。

睡前泡澡是睡眠大敵

沐浴後，上升的核心體溫需要一・五至二小時才會恢復正常，然後進一步下降。反過來說，這意味著**剛洗完澡後的體溫還沒有完全降下來，因此不容易入睡**。

所以，「晚上摸來摸去，睡覺前才泡澡」的習慣，其實並不利於睡眠。睡前建議改以快速淋浴的方式替代泡澡，或是以水溫較低的38℃的溫水浴，泡個幾分鐘就好。

順帶一提，我也不推薦早上泡澡。因為基於相同機制，人體在泡澡一．五至二小時後，會開始昏昏欲睡，導致才剛上班沒多久就精神恍惚。

想要獲得良好的睡眠，正確做法是依時段靈活運用泡澡和淋浴。最近流行蒸氣浴，時常聽有人說，蒸氣浴有助於人們入睡，獲得深層睡眠。洗完蒸氣浴之後，一時升高的核心體溫會透過皮膚散熱而下降，自然會變得想睡。現在大多數人也都知道，有氧運動可以讓人更快進入睡眠狀態，而且容易出現持久且深層的睡眠。蒸氣浴雖然不是有氧運動，但可以讓人體產生舒適的倦意，還能調節自律神經，所以對睡眠算是有十分正面的影響。不過，我認為蒸氣浴和沐浴一樣，都看重時機和時段。

Q

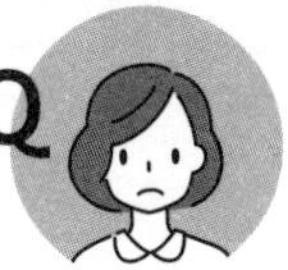

晚餐後經常打瞌睡，躺在床上卻睡不著？

A

建議固定入睡的「時間與地點」。

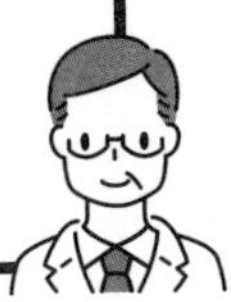

建議儘量養成固定的睡眠習慣，效果會更好。在同一時間就寢、同一時間起床，並且儘量在固定的地方睡覺，維持「單一環境」最為理想。

因為人體內部存在所謂的「晝夜節律」，會配合地球自轉，以一天約二十四小時為週期而變動。人體「日出而作、日落而息」的生理機制、體溫變化和就寢時間，皆受晝夜節律控制。體內若能建立一個強而有力且穩定的節律，比如穩固體溫變化的節律，自然睡得深沉，一夜好眠。規律的作息，有助於身體形成一定的節律。如果有睡眠問題，不妨試著固定睡眠時間。**人的固有**

節律比二十四小時略長，一不小心就可能愈拖愈晚。尤其因此次疫情改居家辦公的人，這類傾向愈加明顯。雖然執行不易，但建議努力養成同一時間就寢、同一時間起床的基本原則，建立並維持健康的晝夜節律。

假寐稱不上好眠

客廳又亮又吵，即使不小心在客廳睡著，入睡後也不容易出現「黃金熟眠九十分鐘」，而且**在別處稍微睡一下，之後再躺到床上的「假寐＋正式睡眠」的組合反而有缺點。**在夜晚睡眠壓最高，且涉及「黃金熟眠九十分鐘」這麼重要的睡眠時間，卻無法在最佳的睡眠環境中度過，是何等可惜的事。

亦有研究為了評估睡眠品質，分成「一次睡滿六小時」與「一次睡二小時，分三次睡」的組別進行比較。

深層睡眠的非快速動眼期在入睡後的「黃金熟眠九十分鐘」內出現次數最頻繁，之後轉換成容易做夢的快速動眼期睡眠。在天亮前，非快速動眼期睡眠與快速動眼期睡眠會反覆出現四到五次，且愈接近甦醒時間，快速動眼期睡眠愈長。

非快速動眼期睡眠的總量愈多，表示「睡眠愈深沉」。在一次睡六小時與分三次睡六小時的比較結果中發現，前者的總量大於後者。

所以，不妨規定自己，臥室「只能睡覺，不做其他的事」，也就是禁止看書，也不能玩手機。在心理層面上養成「臥室是睡覺的地方」的習慣，可有效幫助入睡，這些也是失眠認知行為療法消除壞習慣的基本手法。

Q

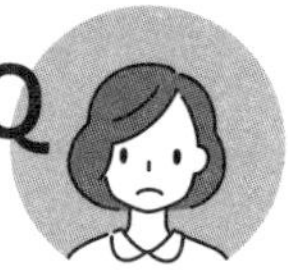

想睡卻睡不著，乾脆起床活動比較好嗎？

A

建議根據睡意深淺，隨機應變。

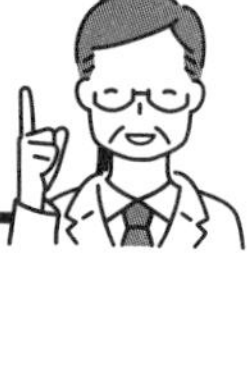

我個人認為，想睡卻睡不著大致可分兩種模式。接著就讓我們來談談個別模式的應對方案。

模式一：有工作或作業在身，想睡卻沒時間睡。

如果很睏，就儘管睡吧！一邊打瞌睡，一邊處理事情，不僅效率差，還可能失誤連連。與其磨磨蹭蹭地熬夜，不如睡一覺，確保「黃金熟眠九十分鐘」，藉以消除疲勞。

具體來說，**當你感覺到睡意時，不妨先估算天亮前完成工作所需的時間，由此倒推可以睡多久並設定鬧鐘，且建議儘量設定在九十分鐘至一百二十分鐘以後，接著安心睡覺**。這個設定方式是利用深層的非快速動眼期睡眠，來修護大腦與身體，然後抓準時機，在隨後出現的快速動眼期的淺眠期間醒來。我絕不建議每天這樣做，但在截稿日前等緊急情況下，也不失為一個辦法。

模式二：毫無睡意，躺在床上照樣失眠，且原因不明。

經常有人問我，如果不睡覺會怎樣？其實，世界上已經有過類似的實驗，知名的德門特教授也曾參與其中，實驗過程與結果都十分耐人尋味。一九六五年，美國某家當地報社報導「美國男高中生要挑戰不睡覺的金氏世界紀錄」，當時德門特教授看到新聞後，以研究為名要求實驗團隊，觀察個體。包括教授在內的所有工作人員，使出渾身解數，輪流設法讓高中生「不睡覺」，比如在他有強烈睡意時，搖晃他的肩膀，和他聊天，甚至強迫他打籃球。就結果來說，這名男高中生足足有十一天沒睡覺。

挑戰愈接近後期，他講話口齒不清的情況愈嚴重，說錯機率也大增，常對一些瑣事感到煩躁，似乎也有出現幻聽或被害妄想的症狀。當他特別想睡時，就連簡單的加法都會算錯。然而，當他不睏時，狀態幾乎不受影響，與教授打籃球還能贏得比賽，並在實驗結束後睡了十四小時又四十分鐘，於第二天正常醒來。換句話說，一個人如果意志夠堅強，即使連續十一天不睡覺，也不會像動物一樣死去。但這仍存在個體差異，請勿模仿。

有些失眠患者比較神經質，會放大檢視自己的睡眠障礙，認為不睡覺會死，擔心到失眠情況加重的也大有人在。我在本書中雖然不斷強調睡眠的重要性，再三重申不好好睡覺會危害身體健康，但面對這些病患，我反而會介紹前述男高中生的例子，告訴他們，即使不睡覺也不會死，所以無須擔心。在此我必須聲明，這是一種古典精神分析治療，治療師藉由了解病患特質，協助他們找到釋放焦慮的方法，絕非治療者說詞前後不一，優柔寡斷。

即使躺著睡不著，對於消除疲勞還是有一定的意義在。但我們現在也了解睡眠不僅僅是消除睡意或疲勞這麼簡單，所以也清楚，**光是躺著，並無法發揮**

睡眠所有功效。不過，這也只是一種程度上的問題，即使連續失眠兩、三天，也無須太過擔心。容我再次重申，是否求助專科醫師協助的關鍵在於：睡眠障礙是否干擾到你的日常生活。在此我必須強調，我們並不是為了睡眠而活，**我們之所以睡覺，是為了健全地在白天從事各種活動**。

Q

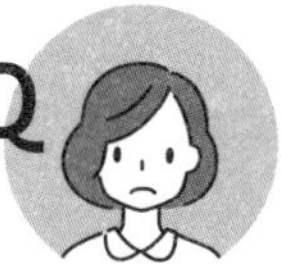

哪些好習慣有益於入睡？

A

結合自己的習慣，建立「正向習慣」。

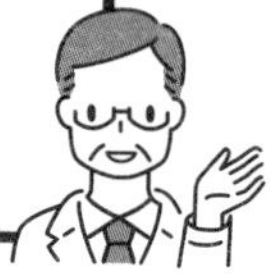

「可以邊聽音樂邊睡覺嗎？」

「聽說薰衣草的香味有助於入睡，真的嗎？」

我在演講的問答單元中，時常會聽到聽眾提出類似的疑問。音樂和香氛等一般認為對入睡有益的習慣，多半是來自有益於大腦放鬆的功效，但我並不會針對個別問題回答「好」或「不好」。因為即使有證據佐證，能夠讓大腦放鬆的事物還是「因人而異」。

應用心理學：利用認知行為治療，戒掉「睡前壞習慣」

在此，針對放鬆大腦的方法，容我介紹心理學的認知行為治療，這個方法也經常用來治療睡眠障礙。簡單來說，就是改掉思維或行為上的「壞習慣」，並以「好習慣」取而代之。

典型的壞習慣是「在臥室做讓頭腦清醒的事」。如果持續在床上滑手機、看電視、看書，這些習慣長期下來會讓大腦以為「在臥室不一定要睡覺」，從而養成壞習慣。

在還不睏的時候進臥室，一定會忍不住滑手機，所以不妨規定自己「真的想睡覺才進臥室」，讓大腦記住「臥室是只用來睡覺的地方」。

利用過去的成功模式，養成「入睡的好習慣」

現在我們了解，睡眠障礙源自心理、生理與外在等因素。所以，除了改善室內溫度、寢具、枕頭等外在睡眠環境，不妨同時從心理層面著手。

「可以邊聽音樂邊睡覺嗎？」關於這個問題，對於那些聽音樂也能熟睡的人來說，答案是「可以」；但對那些在意音樂的聲音反而睡不好的人來說，答案是「不行」。所以「聽音樂是否有助於睡眠」這個問題，會根據個人經驗而得到不同的答案。

我個人很喜歡聽落語（編注：類似單口相聲的日本傳統曲藝。），習慣把音量調低，邊聽邊睡。這是我個人「有益於睡眠的成功模式」，所以把這列為我的「入睡好習慣」。最近YouTube上也有不少純音檔的漫才（日本的對口相聲），我有時也會收聽。而且有趣的是，其中有不少會在標題標記「睡眠用」，這表示不少人會邊睡邊聽漫才。

有研究顯示，莫札特的音樂有助睡眠，亦有報告指出，播放具有放鬆效果的音樂，可以幫助入睡，諸如潺潺的溪流聲、海浪聲、柴火燃燒的聲音、蟲鳴等，許多自然現象都帶有雜訊。尤其其中有一種雜訊稱為「1／f雜訊」（譯注：Flicker Noise，又稱粉紅雜訊），屬於無法預測的不規則雜訊，可說是「規律聲音」與「不規律聲音」取得最佳平衡的狀態。**放任身體沉浸在雜訊中，大腦會逐漸放鬆**，因此睡前播放，或許可以一夜好眠。

據研究分析，莫札特的音樂及美空雲雀、宇多田光等日本歌手的歌曲中也包含「1／f雜訊」。不過，音樂不僅有旋律，亦包含音質、節律、強弱、快慢等構成，因此與其單看雜訊，不妨綜合評估，挑選能助你好眠的曲目。

也有不少人喜歡「安靜無聲」，突然要他們聽音樂睡覺，即使是助眠的音樂，他們可能會睡不著。

成功模式的多重組合，建立「正向習慣」

1. 入睡時的聲音（音樂、落雨聲、海浪聲、無聲等）。
2. 入睡時的香氛（薰衣草、肥皂、無香等）。
3. 睡前飲品（草本茶、麥茶、水等）。
4. 睡前活動（換穿睡衣、舒緩的伸展、瑜珈、寫日記等）。

括號中可以套入個人以往成功入睡的項目，建議建立你自己專屬的正向習慣，像我自己是「聽YouTube的搞笑段子更容易入睡」。

若能透過正向習慣放鬆，就可以順利關閉大腦的開關。就改善睡眠這一點來看，最讓人不可思議的是安慰劑效應。在安眠藥的臨床實驗中，假性藥物（安慰劑）可以發揮與安眠藥一樣的效果。換句話說，當一個人**懷著信念付諸行動時（比如相信藥物有效而服用），在原有效果之外，還可能獲得其他加成的作用**，這就是本書所說的正向習慣。不過有些人會變得神經質，睡前不做儀式反而會失眠，變成一種「負負習慣」，所以如果從「放鬆有助睡眠」這層效果來看，個人並不推薦負負習慣。在數學中雖然負負可以得正，但現實生活未必如此。

幫助睡眠？睡眠科技

如今，全世界「睡眠科技」（Sleep Tech）的市場正在快速成長。睡眠科技是一種利用IT和AI等先端技術，監測並分析睡眠數據，藉以改善睡眠的服務及產品，搭配著運用具有這類功能的應用程式或智慧手錶，或許亦有助於養成睡眠習慣。針對使用者建立個性化失眠認知行為治療的應用程式，在美國也正迅速普及。

根據日本BRAIN SLEEP公司的調查顯示，在日本，僅五・六％人口利用應用程式提升睡眠品質，使用助眠配件者更只有四・三％，睡眠科技離普及還有很長一段距離。若按年齡層來看，應用程式的使用率，男女皆以二十多歲占最大宗，助眠配件則集中在六十歲以上，結果出乎意料之外。

未來睡眠科技相關市場很有可能會逐漸擴大，若發現符合自己需求的產品，不妨一試。

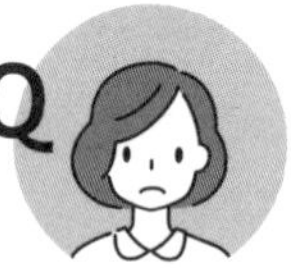

所謂的「舒眠香氛」，有科學證據嗎？

A

就科學角度而言不好說，但人的嗅覺比味覺敏感四倍。

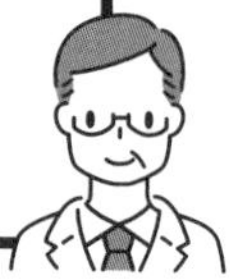

許多人會將香氛融入生活之中，尤以女性居多，市面上也開發了各種功效的香氛產品，包括精油、蠟燭，甚至還有可噴在枕頭上的「枕頭噴霧」。

蠟燭有發生火災的危險，因此不建議睡前使用，不過如果你以前嘗試，覺得香味有助睡眠，不妨納入正向習慣的名單之一。

若論「科學證據」，目前尚無足夠的數據可以肯定答覆「香氛助眠有科學依據！」，即使個別研究報告指出，香氛有放鬆大腦的效果，我們研究人員也必須進行「統合分析」（Meta-Analysis），對相同主題的多項研究及論文進行整合驗證，重新統合判斷，避免以偏概全，才能確切地說「科學上確實有效」。然而，不論何種香氣，目前結果大多僅三成認為「香味有助入睡」，且約百分之十的人認為「反而睡不著」。

所以，雖然可稱這個香味「獲得顯著舒眠效果的人數較多」，卻無法斷定「對所有人都有效」，這之中依舊存在明顯的個體差異。

為什麼人的嗅覺比味覺更靈敏？

如果從未嘗試過香氛，不妨試試幾種薰衣草等「有效」的香味，若是有效，亦可納入正向習慣之一。有人可能會好奇：「既然沒有科學實證，為什麼我會如此建議？」，其實，氣味對人的影響比我們想像的要大許多。

味覺與嗅覺是類似的受體，不過人體的味覺受體大約一百個左右，嗅覺受體則有四百個，也就是兩者的「感受性」與「訊息的多樣化」相差四倍。

一個人因感冒或過敏性鼻炎而鼻塞時，即使吃了美食，我相信他也嘗不出美味。最近研究發現，歐美人士之所以大多「不喜歡香菜」，實際上是因為嗅覺受體基因變異，而不是味覺的問題。咀嚼香菜時，人們感受到的是氣味，而不是味道。比起味道，無法承受獨特氣味的事實，證明嗅覺受體有多麼敏銳。

氣味的訊號直通大腦

品嘗食物的味覺及觸摸物體的觸覺，是透過舌或皮膚等「感覺器官」傳輸至大腦。

以巧克力為例，舌頭味蕾中的味覺細胞捕捉到糖的化學物質，將訊號傳送至腦幹，透過視丘上傳到大腦皮質的體感覺皮質區（味覺區），藉此傳輸路徑，讓大腦感受「甜味」。

聽覺及觸覺同樣是透過視丘傳輸訊號，只有嗅覺未經由視丘，而是從延伸至鼻腔的「嗅覺細胞」，藉由大腦嗅神經的「嗅球」，直接傳輸到大腦皮質的嗅覺區（眼窩前額皮質），也就是**嗅覺訊號直通大腦**。

此外，嗅覺也有部分連接至與記憶有關的海馬迴，還有感受費洛蒙的犁鼻器，可以透過主導情緒的杏仁核通達下視丘，眼窩前額皮質也同樣是掌管多個感覺的部位。誠如以上，氣味的訊號是由大腦的不同部位解析，喚起思考、情緒、行動等形式的反應。個體透過氣味尋找食物，偵測外敵來避免危險，因此嗅覺是攸關生存的重要系統。

此外在睡眠期間，視覺與聽覺透過丘腦門的封鎖，就像商店「拉下鐵門」一那樣，被擋在門外，阻止感覺通行。相對地，一般認為**只有嗅覺處在「鐵門半開，照常營業」的狀態**。

嗅覺具有與其他感覺系統不同的特性，氣味對睡眠的影響尚有許多不明之處，正因如此，其中或許還潛藏著意想不到的可能性。

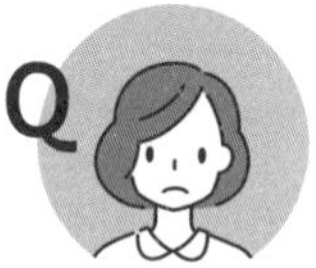

睡前真的不能在床上看手機嗎？

A

單就智慧型手機的藍光這一點，其實無須太擔心，重點是還有其他缺點。

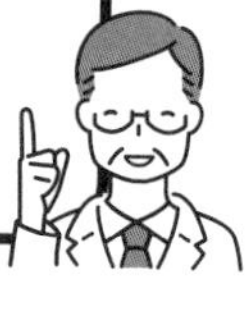

據某公司調查顯示，三十歲至五十歲的民眾，約七至八成會在睡前將手機放在床邊。對老一輩的人來說，情況或許有所不同，但對從小生長在手機環境之下的年輕世代來說，今後這個習慣應該是有增無減。

一般人將手機放床邊，多半是為了半夜發生災害或緊急聯絡時做準備，在睡前打發時間，或是使用手機裡的鬧鐘功能。在現今手機不離身的年代，「為了一夜好眠，臥室嚴禁手機」的要求，對現代社會的人來說，可謂難上加難。

可以設法減少藍光的影響

「電腦和智慧型手機的藍光會干擾睡眠」的原理，是源自藍光的強烈刺激，會抑制褪黑激素的合成與分泌。

人體在天亮時會進入交感神經主導的活動模式，到了夜晚則慢慢轉換成副交感神經主導的沉靜模式。這是生理時鐘的作用，可透過飲食及從視網膜進入的光線來調節。

太陽光中含有包含藍光在內的所有波長的光，俗稱白色光。其中，藍光的波長是人眼可見光的最短波長，一般認為會刺激視網膜上的非視覺性感光受體，造成各種影響，其中一項便是抑制褪黑激素的分泌。褪黑激素會在天黑時入睡的三到四小時前開始分泌，是人體調節睡眠及日夜節律的重要荷爾蒙。當褪黑激素的分泌受到抑制，身體會判斷「現在是早上的清醒模式！」，從而打亂生理時鐘。因此，在白天或工作時接觸藍光，有助於頭腦清醒，提高工作效率，但在睡前或睡眠期間曝露在藍光之下，絕非聰明之舉。

……以上的內容，相信大家都耳熟能詳。

十多年前，某位史丹佛學生特地拜訪我，分享他的發明。

「我開發了一種濾光片，可以減少藍光波長。我認為可以用智慧型手機的應用程式來提供，對睡眠很有效，所以想在睡眠實驗室進行測試。」

當時已經特定出哪些波長會影響褪黑激素分泌，因此如果能減少這些波長的光量，想來就讓人興味盎然。於是我當下同意他的要求，但幾天後，他一臉失望地來向我報告結果。

「已經有企業研發出相同商品。」

如果能成功商品化，一定能獲得莫大的成功！他雖然滿懷期待，但可惜慢了一步。不過，當時非常昂貴的藍光過濾器，現在已經可以無需實體的濾光片，只要透過改變發光特性，即可阻擋藍光，就如同該學生所研發的應用程式，而且如今也已經是iPhone手機的標準配備。實體的抗藍光片也相當便宜，另售的濾光片也能輕鬆入手，市面上也有許多抗藍光規格的鏡片。

這意味著將智慧型手機切換到「夜覽模式」，或使用減少藍光波長的燈泡或鏡片，就能避免藍光。所以**過度擔憂藍光對睡眠所造成的影響，算是「有些**

過時的資訊」。

智慧型手機或床頭燈的燈光並不會影響入睡

光對生物的作用係由照度（光照到物體時的亮度）、照射時間的長短與時機、光的波長等來決定，所以即使沒有避免藍光的過濾器，智慧型手機發出的低光量，也不足以強烈抑制褪黑激素分泌。

此外，經常有人會問：「睡覺時應該把燈光全部關掉，還是留一盞夜燈好？」這果然還是個人喜好的問題。如果喜歡漆黑的環境，儘管把燈光全部關掉，只是有些人會對燈光全暗感到焦慮。另一方面，也有人說完全不在意睡覺開夜燈，睡眠也不受影響。

不妨將讓你更好眠的亮度納入「正向習慣」。也可以考慮安裝地燈或腳燈，既可避免光線直接照射眼睛，半夜上廁所也比較安全。

避免令人興奮緊張的「訊息」

我有時也會把電腦帶到床上，但都會轉成夜覽模式阻絕藍光，不過睡前我會儘量不看電子郵件。即使你告訴自己「回幾封信就好」，但如果興致一來，愈回愈起勁，或是開始思考信中的各種問題，就表示你已經打開警覺開關，大腦進入活動模式，而且還可能因一封信破壞心情，徹夜未眠。

如果是「用智慧型手機看世界風景影片，可以放鬆讓人更好睡」，那沒有問題，但不論你個人再怎麼喜歡，都應該極力避免刺激性高的事物。

各位要注意的是避免諸如「半夜醒來滑手機，愈看愈清醒」、「早上醒了還繼續賴床，躺著看YouTube」等不健康的生活模式。

善用「計時器」調控智慧型手機和電視

前文中我曾提到，在睡眠期間，除嗅覺以外，聽覺與視覺都會因大腦「阻止感覺通行」的機制被阻擋在外，這意味著沒有聲音或光線能進入大腦，而且在「黃金熟眠九十分鐘」的非快速動眼期間，可說是完全緊閉。

但在那之後，快速動眼期與非快速動眼期會多次反覆，睡眠的深度也會發生變化。假設剛好在淺眠的快速動眼期間，房裡未關的燈光光線或持續播放的音樂也可能從原本緊閉的縫隙溜進大腦。如果因此睜開眼睛，半睡半醒地滑起手機，最終一定會讓人完全醒來。所以，如果你的睡前活動是聽音樂或看影片，建議你善用計時器。

我不是使用智慧型手機的專家所以無法斷言，但還是建議各位與手機保持適當距離，尤其睡前應儘量避免刺激大腦清醒的活動。

Q

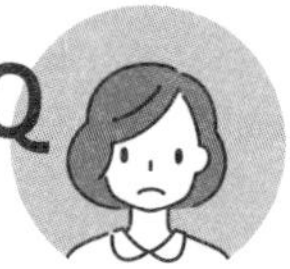

常聽人說「調節自律神經，自然一夜好眠」，具體上該怎麼做？

A

不妨熱敷眼睛或頸部周圍。

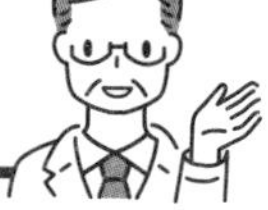

自律神經的重要性已廣為周知。誠如前述，**自律神經控制呼吸、心跳、體溫**，所以其重要性無庸置疑，而且與睡眠也息息相關。

「調節自律神經」可以解釋成「兩種自律神經可以順利切換的狀態」，也就是從早上開始，人體整個白天由交感神經主導，傍晚過後則是由副交感神經占優勢。

讓副交感神經占優勢以利入睡

巨大聲響、刺眼光線、刺鼻氣味、地震等晃動、刺激強烈的資訊、激烈運動等，這些會妨礙睡眠的種種因素，都可能促使交感神經取得優勢，讓人進入「警覺模式」。反過來說，避開**這些刺激，副交感神經就能占得主導地位，進入「放鬆模式」**。

副交感神經占優勢時，心跳和呼吸會變緩，血管擴張，血壓下降。至於如何有意識地讓副交感神經取得優勢，已有聲音、燈光、氣味的相關研究，**目前所知的最快方法是「熱敷」眼睛和頸部周圍，促進血管擴張**。

迷走神經是一種副交感神經束，通過靠近頸部皮膚的部位，因此保暖頸部或熱敷可刺激副交感神經作用，取得優勢。研究顯示，熱敷眼睛周圍，也能透過三叉神經等腦神經，讓副交感神經取得主導。不建議睡前劇烈運動，或洗溫度過高的熱水澡，因為這些都會提高交感神經活動，身體需要很長一段時間才能完成入睡的準備。溫水沐浴可以刺激副交感神經，且有放鬆的效果。

至於「單靠沐浴也不易入睡」的人，不妨**養成睡前習慣，按照上述方式熱**

敷眼睛或頸部周圍。如今熱敷眼罩已經是熱門商品，也有廠商研發溫熱耳罩，勢必可以期待一定的效果，兩者皆以短時間使用為宜。

也不必特意購買市售商品，在睡前用熱毛巾熱敷頸部四周十分鐘，亦能有效幫助副交感神經取得優勢。

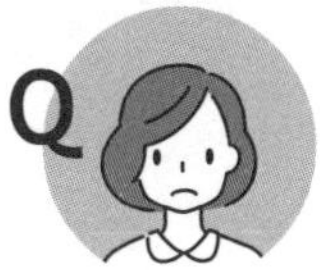

GABA真的有助睡眠嗎？

A 關於其作用機制，尚有疑義。

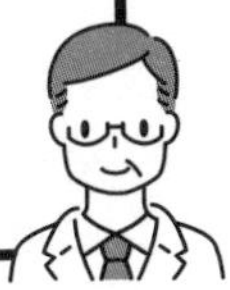

據稱GABA具有幫助睡眠、緩解壓力等功效，因此最近市面上出現許多含有GABA的保健品及零食。相信許多人都聽過GABA，但問及其功效，大多數人似乎一知半解。

「GABA並不是最新型的入睡開關」

GABA是人類大腦原本就具備的神經傳導物質，又稱γ－胺基丁酸。

我在前文中曾提及「包含多巴胺在內，大腦中有好幾種神經傳導物質，可以開啟警覺開關，但只有一、兩種神經傳導物質，能關閉警覺開關，讓人入睡」，ＧＡＢＡ便是其中一者。

然而，對於那些相信「攝取ＧＡＢＡ可以放鬆幫助睡眠」的消費者，我必須先說聲抱歉，因為事實是，現階段我們並不清楚從食物攝取的ＧＡＢＡ，是否能確實進入大腦並「按下入睡開關」。

γ－胺基丁酸屬於抑制型神經傳導物質，在我們睡眠期間，發揮類似煞車的作用，防止開啟覺醒開關的神經傳導物質活動。

打個比方，ＧＡＢＡ就像國小班上的風紀股長，負責約束那些精力過度旺盛的同班同學，維持班上秩序。然而，ＧＡＢＡ受體遍布整個大腦，亦能發揮睡眠、鎮靜以外的作用，其中也有些ＧＡＢＡ受體會在大腦清醒時增加活性。鎮靜助眠藥物的研發，可以只增強攸關睡眠的ＧＡＢＡ受體作用，但仍然存在各種副作用。

此外，我在前文中講解COVID-19與免疫時曾提及「血腦障壁」，也會阻擋胺基酸、胺等神經傳導物質進入大腦。基於上述理由，口服的少量ＧＡＢＡ

不太可能會在大腦中「按下入睡開關」，但即使無法直接作用於大腦，或許還是可以刺激末梢，發揮放鬆的功效。

市售商品自然經過嚴格檢驗，確保安全，而且食品或保健品中的GABA含量其實很少，所以如果你以前曾經嘗試過，並認為有效，不妨將GABA的保健品或食品納入「正向習慣」之中，但應理解，現階段仍有許多尚待釐清的部分。

Q

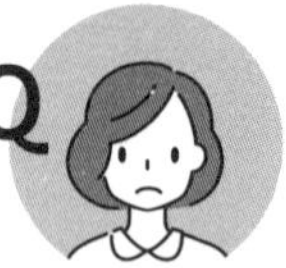

可以吃安眠藥嗎？

A

應確實掌握副作用的危險性。

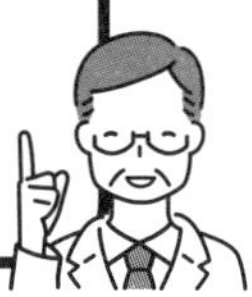

在正式進入安眠藥的講解之前，有一點我希望各位了解，GABA在我們睡眠研究員的認知裡，主要是一種攸關安眠藥的物質，而不是保健品或食品。

大腦中的苯二氮平類受體（Benzodiazepine Receptor），與引導睡眠、鎮靜、抗焦慮、放鬆肌肉有關。苯二氮平類受體存在於GABA受體上，可調節GABA的功能，這些內容略顯複雜，請多包涵。總之，GABA為內源性物質，於日常調節導入睡眠、鎮靜、抗焦慮、放鬆肌肉等作用。當苯二氮平類受體被外源性化合物刺激時，GABA受體也會連帶受到刺激，提高GAB

A（γ－胺基丁酸）的功效，增強對清醒的抑制作用。大腦有多種GABA受體，如果可以僅加強睡眠GABA的作用，睡眠GABA就會更熱切地安撫大腦神經「好了大家，冷靜下來睡覺囉！」。

苯二氮平類原本是抗焦慮藥物，後來發現服用抗焦慮藥會出現嗜睡的副作用，因而研發出入睡效果更強的版本，並且作為安眠藥使用。抗焦慮藥有鎮靜、放鬆肌肉（有效消除肩頸痠痛）、抗痙攣等作用，這些是作為抗焦慮藥的功效，但作為安眠藥使用時，會成為藥物的副作用，因此又研發出另一種睡眠導入效用較強但減少其他作用的藥物，目前最具代表性的藥物是非苯二氮平類安眠藥。

苯二氮平類安眠藥與非苯二氮平類安眠藥有何不同？

從結論來看，兩者結構不同，但作用機制相同。在研發苯二氮平類抗焦慮藥的年代，當時的認知是，要具備苯二氮平類藥物的作用，必須同時具有苯環與二氮呼環（苯二氮平類結構）的結構，這也是苯二氮平類名稱的由來。在研發助眠藥物時，研究人員試圖製造放鬆肌肉、健忘等副作用較少的安眠藥，然而苯二氮平類無法避免這些作用影響，因此後來研發出不具備苯二氮平類結構的助眠藥物，命名為非苯二氮平類安眠藥（商品名如Myslee、Amoban、Lunesta等）。然而，儘管非苯二氮平類的作用機制與傳統安眠藥相同，且有效減少了副作用，但並非完全沒有副作用，目前**依賴性、高齡者的頭暈、跌倒等重要問題始終未獲得解決**。

有一件事很神奇。研究人員在一九五〇年代研發出苯二氮平類的抗焦慮藥物，然而在苯二氮平類藥物研發前，研究員調查發現，死亡的病患大腦中即有苯二氮平類的痕跡。因為這個結果，研究人員今日仍在持續探索以下兩種可能性：（一）植物來源的食物中是否含有類苯二氮平（Benzodiazepine-like）物質，所以食用後抑制了焦慮、失眠等症狀？（二）人體是否能自行製造類苯二氮平物質？（一）的研究內容，或許有助於研發新的保健品或功能性藥品；（二）的例子則可參照腦內啡的發現。曾有科學家非常好奇，為什麼從植物製取出來的嗎啡具有如此強烈的鎮痛作用。透過反覆試驗，他們發現人體有一種類嗎啡物質，並命名為腦內啡（內源性嗎啡），這個發現對麻醉機制的解析及麻醉藥、鎮痛藥的發展都有很大的貢獻。實際上，有論文聲稱發現內凝偏（Endozepine，一種內源性類苯二氮平物質），亦有部分睡眠研究人員認為，某些嗜睡症說不定是體內內源性類苯二氮平物質分泌過剩所造成。

高齡者須留意「暈眩、健忘、譫妄」的副作用

問題是，GABA並不一定只與睡眠有關。苯二氮平類藥物也被用於抗焦慮及抗癲癇，可以放鬆肌肉。

因此，因住院而暫時服用安眠藥的長者，可能會出現肌肉放鬆無力、運動失調等副作用，導致半夜起來上廁所時跌倒而骨折；此外，亦有許多報告指出，高齡者可能出現健忘、譫妄、暫時性記憶障礙等副作用。最令人擔憂的是，有的高齡患者因其他疾病住院，卻在未被充分告知危險性的情況下服用安眠藥，導致跌倒骨折，甚至出院後「不服用藥物就無法入睡」，這些都是實際發生過的案例。原本是因為睡不著才開的藥，卻讓人從此臥床不起，那就太可笑了。

另一個問題是「反彈性失眠」（Rebound Insomnia），也就是失眠改善後停藥，反而變得比以往更難入睡；還有對安眠藥產生依賴，增加用藥量也是一個大問題。

誠如前述，現在已研發出副作用較少的非苯二氮平類藥物，但**安眠藥並不是治療失眠的根本方法**。尤其鎮靜安眠藥，是一種不問原因，「總之先讓患者入睡的對症療法」，改善生活習慣才是最根本的解決辦法。

另有副作用較輕的新型安眠藥問世

不過，並非只有沉重的現實問題，也有令人振奮的好消息。目前已研發出以下兩種新安眠藥，副作用較輕的藥物也慢慢有多種選項：（一）作用於褪黑激素受體的藥物；（二）減輕食慾素受體作用的藥物。我們在前文中已經談過褪黑激素，褪黑激素是一種由色胺酸與血清素合成的內源性物質，在歐美已被廣泛運用在保健品當中。在過去，褪黑激素保健品的作用時間短，且從豬腦提取，存在著普利昂疾病（Prion Disease，一種普利昂蛋白變性引起的腦部病變，為人畜共通疾病）等隱憂，但現在採用合成產品，所以時效長，使用更方便。然而，褪黑激素不僅作用於睡眠及日夜節律，還會影響生殖及細胞增殖，這一點將在後面詳細解釋。

二〇一〇年，武田藥品工業研發了一種刺激褪黑激素受體的合成物質，製作成助眠藥物，並以柔速瑞（Rozerem）商標販售。由於該藥物不太會作用於末梢神經，因此產生生殖和細胞增殖等副作用的可能性較低。通常高齡者的褪黑激素分泌會減少，所以如果是分泌減少所造成的失眠，服用柔速瑞或許是個妥善的治療方法。

第二種藥物是用於抑制食慾素，讓人如猝睡症一般快速入睡，由美國默沙東（日本稱為ＭＳＤ）公司研發，二〇一四年以品牌名Belsomra開始販售。此後，其他公司的研發也陸續有所進展，例如日本衛采製藥公司於二〇二〇年推出達衛眠（Dayvigo）。

這些藥物不是鎮靜安眠藥，而是增強或減弱睡眠及日夜節律相關的內源性物質的作用。對於因內源性物質異常增減而失眠的患者，**可以矯正失眠症的原**

因，**是一種有別於鎮靜型藥物的助眠藥**，而且沒有依賴性，很適合初次用藥的患者。畢竟如果常使用鎮靜安眠藥，有容易成癮的危險。

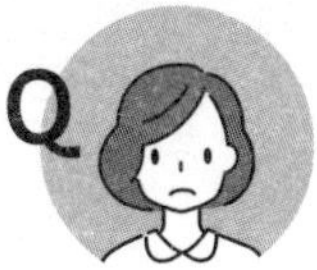

可以借助酒精的力量嗎？

A

取決於你的飲用量和頻率。

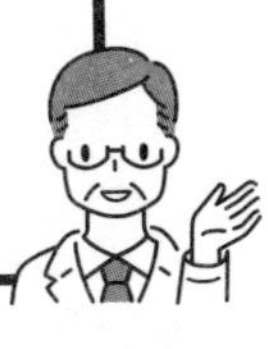

酒精有令人放鬆的作用，可以使人更快入睡，所以沒必要視如寇讎，但如果用來替代安眠藥，則有些不妥。從醫生——而不是睡眠研究員——的角度來談，我無法推薦人：「儘量喝！」。

儘管酒精的優點是可以讓人微醺、放鬆、儘快入睡，**但別忘了酒精還有另一個缺點——降低睡眠品質**。此外，酒精會增強大腦中GABA的作用來幫助睡眠與放鬆，因此亦具有與鎮靜安眠藥相似的副作用。換句話說，喝酒助眠的危險在於，長期下來，可能不喝就睡不著，而且愈喝愈多、愈來愈頻繁。

飲酒過量，容易變淺眠

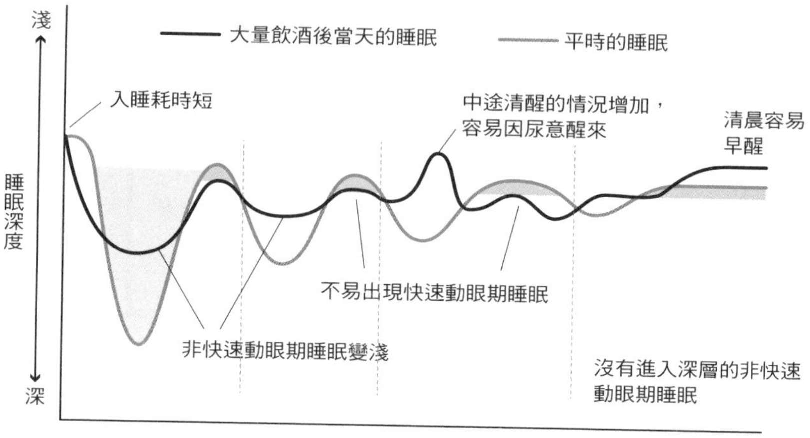

淺
深
睡眠深度
大量飲酒後當天的睡眠
平時的睡眠
入睡耗時短
中途清醒的情況增加，
容易因尿意醒來
清晨容易
早醒
不易出現快速動眼期睡眠
非快速動眼期睡眠變淺
沒有進入深層的非快速
動眼期睡眠

非快速動眼期睡眠很淺，睡眠時間也縮短 → **睡一半清醒、或是比平時更早醒來，表示飲酒過量！**

喝酒後才睡，不但不會出現「黃金熟眠九十分鐘」的深層非快速動眼期睡眠，也會抑制易做夢的快速動眼期睡眠。睡眠品質差，自然無法消除疲勞，大腦與身體未能獲得修護，於是清醒後依舊疲倦。而且酒精飲品有脫水利尿的作用，所以可能會導致半夜清醒跑廁所，更別提可能因為喝太多，造成不適而睡不好，或是隔日宿醉爬不起來，總之缺點一籮筐。

所以可以肯定的是，酒可以讓人放鬆，但無法消除疲勞。

如果突然喝烈酒醉到不省人事，與其說是睡著，倒不如說是昏迷，需格外小心。以前曾發生學生在聚會上急性酒精中毒死亡的事故，一次大量飲酒，是有可能使人停止呼吸的。就這層意義上來看，其作用很像過去自殺常用的巴比妥類安眠藥。巴比妥類安眠藥同樣作用於GABA，但藥效遠大於苯二氮平類藥物，且抑制呼吸的作用強勁，所以現在僅作為有呼吸照護需求的麻醉劑使用。

慎防同時服用安眠藥與酒精！

酒精與安眠藥相似，這意味著兩者具有同樣的危險性，再加上兩者的作用機制雷同，所以會增強彼此的作用，甚至可能導致意想不到的副作用。

兩者本身都可能造成健忘、譫妄或輕微的記憶障礙，一起服用時，會加劇發生的可能性。

「我在哪？我是誰？」──服用者極有可能出現這類情況。有時新聞報導乘客在飛機上一時喝太多出現問題行為的情形，正是因為在飛機上受氣壓影響，容易酒醉所造成。酒與安眠藥一同服用，嚴重時可能危及生命，諸如呼吸停止、在睡夢中嘔吐、因嘔吐物堵塞氣管而窒息，都屬於這類危險情況。

酒精最可怕的是依賴性

酒精與安眠藥有相似的作用，所以我並不是說「酒精絕對有害」，然而酒精有強烈的成癮性，飲用量也會逐漸增加。原本是為了幫助睡眠而在睡前小酌的一杯酒，慢慢地變成兩杯、三杯，甚至天天喝，不喝就睡不著覺……這種酒精依賴性增加的風險，也必須納入考量。

如果純粹想喝點小酒幫助入睡，並把不良影響降到最低，建議**啜飲少量烈酒**，也就是嚴禁「毫無節制地大量飲酒」。如果這種方式的飲酒，可以幫助人們關閉過度緊張和過度焦慮的開關，站在睡眠研究員的立場，我不會強烈制止他們喝酒。

根據全球經濟合作暨發展組織（OECD）公布〈世界主要國家飲酒量〉的資料（二〇二一年）顯示，每人平均酒類消費量最多的國家，第一名為拉脫維亞，澳洲第二，捷克第三，日本則排在第三十一名。

這是未區分飲酒場合的數據，另外根據日本二〇二一年秋季進行的問卷調查顯示，關於「未來飲酒偏好形式」的問題，多數受訪者（五十一・四%）表示偏好「獨自在家喝酒」（Cross Marketing Inc.調查，刊載於《日經新聞》）。

一個人在家喝酒，沒有聊天對象，所以也沒有人會制止你喝酒，最大的風險就是容易在不知不覺中愈喝愈多，增加對酒的依賴性。如果飲酒是為了幫助入睡，個人建議養成「喝一點烈酒」的習慣。

冷飲有助睡眠

常聽人說睡前喝一杯熱牛奶可幫助睡眠，但實驗結果是冷飲或食物更有效。推測這是因為大量飲用冷飲，可以降低核心體溫。所以我個人更推薦把冷飲而非酒類飲品納入舒眠的「正向習慣」。

我自己喜歡**在睡前飲用**「**冷麥茶**」。麥茶不含咖啡因，且顏色像麥酒（啤酒），喝起來很舒服。

Q

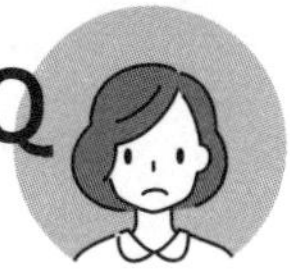

半夜常因跑廁所而醒來，有任何改善方法嗎？

A

善用這段時間，好好「如廁＋補充水分」。

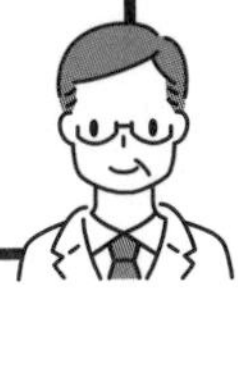

許多人擔心自己會在半夜多次醒來去上廁所。

「我是不是夜間頻尿？」

「不能持續睡覺，是不是對身體不好？」

如此胡思亂想，頭腦反而愈想愈清醒，最終演變成「中途清醒」，面臨睡到一半醒來後就再也睡不著的窘況。

正如我在第1堂課所提到的，隨著年齡增長，半夜睡到一半清醒，是一件很自然的情況。重要的是不要太過在意，坦然接受「人就是會這樣」，再來討論有哪些因應對策。

照明不要太亮，不滑手機

對策一，起來上廁所，不要把所有燈光都打開，弄得家裡燈火通明，更不要順便滑手機。光線或手機訊息等刺激，會讓大腦誤以為「已經天亮，該起床了」。我並不是建議各位「摸黑去廁所」。四周完全黑暗，高齡者有摔倒的可能，所以建議使用去除藍光的暖色系腳燈或床頭檯燈，完事後回到床上立刻關燈睡覺。

重點在於：**既然起床是為了上廁所，就儘量不要做其他事情**。最理想的情況是你在半睡半醒之間，安靜地在昏暗燈光下去廁所，然後回來鑽進被窩裡繼續睡。另一個小提醒是，就算家人剛好還醒著，也不要跟他交談。

趁機補充水分

我在晚上睡前喝冷麥茶，除了幫助入睡，另一個目的是為了補充水分。人體在睡眠期間會流失大約一杯左右的水分，所以就如我們時常提醒，夏天在睡眠中有脫水的危險。

當血液稀薄，血流量較多時，血壓會升高；但即使反過來，血液濃稠，血管阻力增加，血壓還是會升高。血液黏稠度高，對隨著年齡增長而變脆弱的血管及循環系統負擔很大，因此建議最好適度補充水分。尤其自律神經紊亂、或睡眠期間血壓降不下來的學員，需特別小心。

但是嚴禁大口灌水。一次攝取大量水分，會增加血容量，也會加重心臟的負擔，所以每次大約一杯即可。**補充水分的訣竅是「少量多次」**。

早上醒來後，血壓自然會上升。一般認為，之所以會有這麼多人在早上到中午這段期間突然心臟或大腦出問題而病倒，與血壓急速上升也有關係。所以就這層意義來看，「早上起床後喝一杯水」的養生法確實有其道理在，但應避免一次大口灌水。

腦中風和心肌梗塞都是一種生活習慣病，不可能僅靠補充水分來預防，但這類疾病在睡眠期間發病的風險高，因此光是管理好身體補水，也有助於降低這方面的風險。所以，**如果半夜去廁所後睡不著，不妨轉個念頭，善用這段小空檔：「趁機喝水，補充水分」**。

承如前文，冷飲有助於入睡，所以建議喝點冷開水或無咖啡因的冷麥茶。酒精有利尿作用，所以不推薦喝酒。

有人認為「碳酸飲料刺激性強，所以不適合」，但我的看法是：喜歡就好。只喝一杯，不會有太大問題。不過可樂等含糖飲料有蛀牙的可能性，所以氣泡水是相對安全的選擇。

如果你在經驗上認為熱牛奶「很有幫助」，當然也可以喝熱牛奶，只不過科學上的結論是冷飲更有助於入睡，而且「把牛奶溫熱」的動作，反而可能促使人清醒，所以我比較不推薦。

總之，不要為了減少半夜起來上廁所的次數，而「刻意不喝水」。

如果症狀很嚴重，請至泌尿科檢查

據統計，在四十歲以後，頻繁跑廁所的膀胱過動症病例會逐漸增加。膀胱的機制是在充滿尿液時進行收縮以促進排尿，但如果罹患膀胱過動症，膀胱容量明明還沒滿，就會開始收縮，引起尿意……。目前病因尚不清楚，一般認為是自律神經紊亂或延腦功能失常所造成。此外，膀胱尿液的容量，也會隨年齡增長而逐漸減少。如果是大腦或自律神經的異常，即使不喝水，也無濟於事。另外，男性還有前列腺疾病的可能。

如果與同齡層相比，頻尿情況明顯嚴重，建議與睡眠問題分開思考，洽詢泌尿科或婦科等專科的意見。現在已研發出各種治療藥物及中藥，來控制頻尿的症狀。

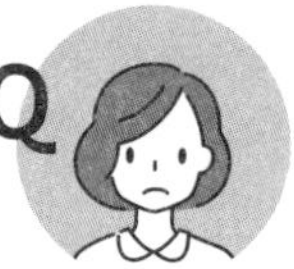

Q 常因滿腦子工作而提早清醒。如果天剛亮且睡眠很淺，可以乾脆起床嗎？

A 快速動眼期雖然是淺層睡眠，還是有其「作用」在。

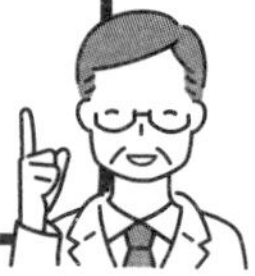

一些習慣性早醒的人，常有一種「既然醒了，就起床吧」的心態。尤其如果他們在高階經營管理的演講會上聽到「愈接近早上，睡眠愈淺」的說法，愈容易有這種傾向。

甚至有人很堅持：「不管我幾點睡，都會在早上四點左右醒來，然後開始思考工作的事。反正早上不會有深度的非快速動眼期睡眠，大多是較淺眠的快速動眼期睡眠，所以與其半夢半醒地躺在床上，不如爽快地起床工作，反而更有意義！」。

但這種「半夢半醒」實際上有其應有的作用在。

清晨是記憶的「整合時間」

承如前文所提，睡眠對記憶的整合與鞏固有著非常大的作用。現在我們知道，記憶的鞏固過程有多種不同階段和路徑，在非快速動眼期「黃金熟眠九十分鐘」的深度睡眠當中，新學的知識記憶或情節記憶會從海馬迴進入大腦皮質，成為「長期記憶」而固定。所以準備考資格考的朋友，千萬不要錯過「黃金熟眠九十分鐘」。

此外，研究人員認為，我們或許可以利用「黃金熟眠九十分鐘」來消除「想要忘記的不愉快回憶」。最近的研究聲稱，快速動眼期睡眠亦有助於消除記憶。人類的大腦每天都會接收大量資訊，不可能記住所有事情。所以這或許是大腦本身建立的機制，每天「斷捨離」那些忘了也無所謂的記憶，以便讓日常生活運轉得更順暢。

我們現在可以充分了解，快速動眼期睡眠會隨著清晨的到來而增加，是記憶進行整合的時段。一般認為，深層的非快速動眼期睡眠會固定「身體動作的記憶」，諸如腳踏車的騎乘方式及烹飪順序等程序性記憶。而快速動眼期睡眠則有明顯加深情節記憶的作用，包括事物的意義與特徵，以及事情發生的時間與經過等內容。

雖然快速動眼期睡眠對消除睡意或疲勞沒有太大意義，但既然涉及記憶的整合，如果就此斷定快速動眼期睡眠是一個「可以忽略的睡眠」，或許略顯輕率。與其一大早起床工作，不如做個愉快的美夢，讓記憶進行整頓，說不定對工作反而更有幫助。

第3堂課

提高白天的工作效率！

課堂主題：「如何神清氣爽地起床」

Q

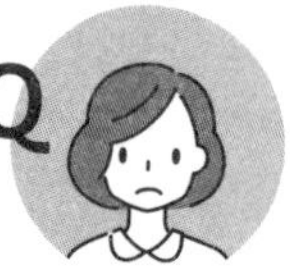

聽說善用「九十分鐘的睡眠週期」有益健康，真的嗎？

A

睡醒後，神清氣爽最重要。

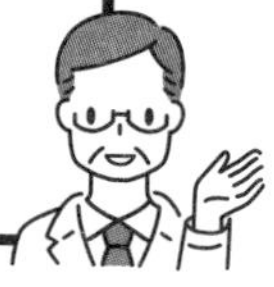

在上一堂課中，我們討論了入睡的相關問題，接著第3堂課，讓我們來探討睡醒時的情況，並趁此機會回答大家常有的煩惱：「早上起來，精神不好怎麼辦？」

「睡眠時間最好為九十分鐘的倍數」是真是假？

在「黃金熟眠九十分鐘」為人所知以前，誤傳成「睡眠時間最好是九十分鐘的倍數」而廣為流傳。的確，入睡後第一次出現非快速動眼期的深層睡眠大約需要九十分鐘，但人不是機器，所以這只是一個「概略」的數值，其中存在著個體差異。

而且，即使是同一人，睡眠情況也會因日常狀態或疲倦與否而異，身體狀況也會發生變化，數據甚至會出現「七十至一百二十分鐘的誤差」。例如憂鬱症等疾病，非快速動眼期睡眠較短，容易提早進入快速動眼期睡眠，但病情好轉後，上述情況也會恢復正常。換言之，「黃金熟眠九十分鐘」只是一個粗略的參考值。

即使第一次出現非快速動眼期的深層睡眠正好歷時九十分鐘，然而在睡眠期間，淺層與深層睡眠的交替週期會反覆四至五次，而且愈接近早上，快速動眼期睡眠時間愈長，這些週期不可能恰好間隔九十分鐘。

假設每個週期都相差十分鐘，醒來時便累計有四十至五十分鐘的落差。若真的要細問究竟會偏差多少，研究員也只能回答「無法預測」。也就是說，沒有必要特別執著在「**以九十分鐘為單位來計算睡眠時間**」。

有沒有九十分鐘週期不重要，重點在於「睡醒後的精神」

在相對淺層的非快速動眼期或快速動眼期醒來，是最理想的狀態，但現實是很難透過調整時間來做到這一點。如果你可以爽快地起床，不妨想成是「醒來時恰好在快速動眼期」。這時，一般人通常會感到神清氣爽，充滿活力。快速動眼期睡眠有一個很有趣的特性，就是當人在做夢時，不容易清醒過來，然而在設有喚醒鬧鈴的情況下，快速動眼期又比非快速動眼期更容易被驚醒；總之，快速動眼期睡眠很難一概說是淺層睡眠。若能善用這些特性，說不定可以創造出符合理想的鬧鐘產品。現在有一些簡易的睡眠檢測儀器可以即時判斷睡眠狀態，所以這類產品的問世，也不見得是空想。

相反的，鬧鐘響了多次依舊起不了床，或起床後依舊睏倦，這種情況多半是在深層的非快速動眼期間被迫甦醒，本人應該累積了不少睡眠負債。

清醒後的個人感覺是評估睡眠多寡與品質的重要參考，所以不妨多觀察自己感受如何。

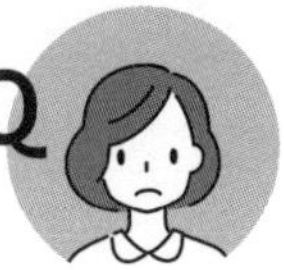

Q

起床後如何快速醒腦？

A

先設法提高體溫。

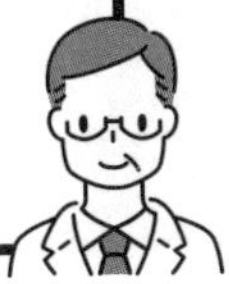

「體溫和大腦」對入睡及清醒都非常重要，所以首先容我介紹提高體溫來幫助頭腦清醒的方法。入睡時，人體是透過增加體表的血流量，使皮膚溫度上升，增強皮膚散熱，促進核心體溫下降，來開啟「入睡開關」，進入入睡模式。那麼想要清醒時，反過來操作即可。

要提高體溫，早安咖啡建議選熱咖啡

「早上喝冷水，希望藉此打起精神……」這個論點聽起來很合理，但實驗告訴我們的結果，冷飲反而會令人產生睡意，熱飲才會開啟大腦的警覺開關。**起床時可以喝水補充水分，但如果是冰鎮過的冰水，還是不要喝太多。**

早上建議喝熱飲，較能溫熱身體核心，幫助清醒。我想應該許多人會喝咖啡，若想利用咖啡來提神，熱咖啡比冷咖啡更有效。順帶一提，**不管是早上或下午，咖啡和紅茶都是熱飲的醒腦效果較佳。**至於味噌湯，除了暖身功效絕佳，還有望獲得發酵食品的好處。

洗熱水澡會降低體溫

淋浴或泡澡確實會讓體溫上升，但請回想一下，除非是像蜥蜴或蛇等變溫動物，否則無法違抗生物體「恆定性」的機制，所以人的體溫只要上升，身體就會設法降低體溫。

提高核心體溫，開啟警覺開關

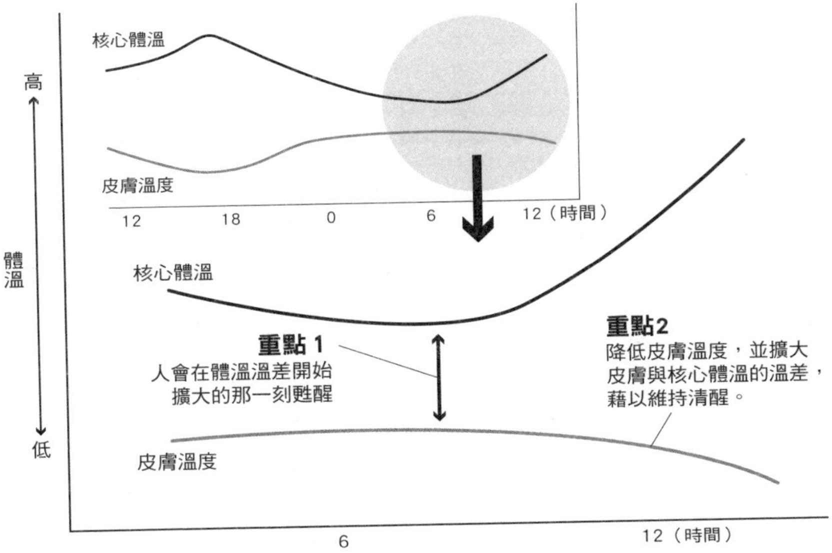

用溫水沐浴還有另一個作用，就是刺激副交感神經、抑制交感神經。這就是為什麼洗澡會產生睡意，幫助入睡。但如果在早晨沐浴，體溫短暫上升後會緩慢下降，並在這段體溫下降期間，關閉體內的警覺開關。所以除非你是打算在溫泉旅館過夜「要來徹底放鬆！」，不然我會建議避免在早上洗澡。若真的想沖個澡，**建議**「**快速地用溫水淋浴**」，既不會產生太大的體溫變化，也**有助於提神**。

此外，用冷水洗手或洗臉也很有效。總之，關鍵在於：提高皮膚溫度，藉以「縮小」與核心體溫的溫差，有助於入睡；反之，降低皮膚溫度，藉以「擴大」與核心體溫的溫差，有助於清醒。由於核心體溫會在早上起床前開始慢慢上升，所以利用冷水洗手洗臉，降低皮膚溫度，目的是為了進一步擴大身體內外的溫差，而且冷水也有提神的作用。

早上只能做輕度運動，否則適得其反

運動確實也能提高體溫，但其性質與沐浴雷同。換句話說，激烈運動會使體溫快速竄升，讓人感覺精神振奮一段時間，但一個半小時到兩小時後，體溫就會受「恢復原狀」的機制（恆定性）影響而下降，變得睏倦。

我相信許多人有晨跑的習慣，但若從「神清氣爽」的角度來看，建議不要盡全力奔跑，讓身體有些微熱但不至於到出汗的程度。但晨跑習慣沒有造成問題的學員，也不必勉強自己改變。

高齡者建議健走就好，不要做太激烈的運動，其他像瑜珈或伸展等舒緩的有氧運動，也是非常適合喚醒身體的優良運動。

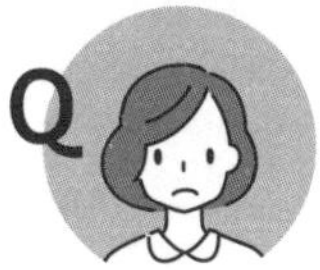

哪些早餐菜單有助於快速醒腦？

A

建議喝一碗料多味美的味噌湯。

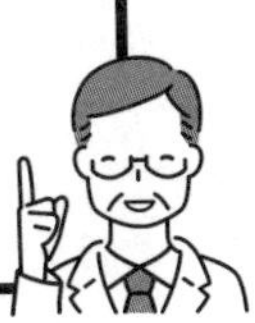

攝取溫熱食物時，核心體溫自然會升高。只喝熱咖啡也無妨，但建議還是儘量吃一頓豐富的早餐，不僅有助於溫熱身體，也能增強新陳代謝。

早晨的陽光可以通知大腦「早上了！」，協助重設生理時鐘，早餐也能發揮相同的作用。透過陽光與早餐的完美合作，調節身體的節律，把容易被打亂的生理時鐘調回原位，也有益於夜晚的舒眠。睡眠和清醒就像硬幣的正反兩面，實為不可分割的一體。與有睡眠問題的人進一步交談後，我們發現他們的失眠大多源自早上的生活習慣。

○提高體溫

○增強新陳代謝

○調整生理時鐘

○促進身體產生節律，也能調節自律神經

○在一天的開始，為身體補充能量

考慮到這諸多的功效，早餐對睡眠可說是「一本萬利」。

早餐可降低睡眠呼吸中止症候群的風險

睡眠呼吸中止症候群是降低睡眠品質的最大原因。為了降低罹患睡眠呼吸中止症候群的機率，我們應該避免過胖，但早餐其實也有減重的功效。

我們的身體把「攝取食物」視為維持生命的一項重要任務。然而，當身體在早上甦醒，正打算開始消耗能量、開啟活力的一天時，個體竟然空腹，這會讓人體進入節能模式：「緊急情況、緊急情況，現在個體可能即將陷入飢餓狀態。」於是，新陳代謝會減慢，試圖儲存脂肪。肌肉會消耗熱量，但不吃早餐時，身體會反過來把肌肉當作能量來源使用，造成肌肉量減少，基礎代謝也會降低。對常與飢餓為伍的古代人來說，這是一種讓人慶幸的生理機制，但對容易堆積滿腹肥油的現代人來說，反而是「幫倒忙」。這就是為什麼我們應該吃一頓豐盛的早餐，讓身體知道不會挨餓，可以活力充沛地安心度過一整天。

配料豐富的味噌湯，完美早餐的最佳代表

宣揚美容與健康兼具的綠拿鐵在美國和日本都大為流行，不過我個人第一推薦的早餐菜色是「料多味美的味噌湯」。建議於湯中添加需要咀嚼的食物，例如切大塊的白蘿蔔或胡蘿蔔，都是不錯的選擇。咀嚼是一種會用到肌肉的「運動」，透過咀嚼品嘗食物的美味，也能刺激感覺神經的上行分枝，引發清醒的刺激。

曾有實驗把老鼠分兩組進行比較，一組是吃固體飼料的「咀嚼組」，另一組是幾乎不用咀嚼，吃粉末飼料的「吞嚥組」。實驗結果顯示，「吞嚥組」老

鼠後來喪失晝夜之分的生理機制，理應活動的時刻也靜止不動，變成整日少量多餐，體重不斷增加。此外還發現「吞噬組」老鼠的海馬迴神經細胞不容易再生——也就是說，牠們變得容易健忘。圓圓胖胖又有點健忘的老鼠，當作一種虛擬角色，似乎還蠻可愛的，但放在人類身上，就不是那麼美妙。

所以不妨利用味噌湯或其他溫熱的湯品提高體溫，以大塊一點的配料來加強咀嚼，把早餐的好處發揮到淋漓盡致。

味噌湯中含有必需胺基酸，對人體非常重要，而必需胺基酸也必須從食物攝取。例如，必需胺基酸之一的色胺酸，會被合成為與情緒調節息息相關的血清素，而血清素又會被合成為睡眠荷爾蒙的褪黑激素。只要飲食均衡，就沒必要擔心，無須額外補充保健品，來攝取這些必需胺基酸。人體中儲存有充分的血清素，但無法儲存褪黑激素，所以夜晚如果暴露在強烈的燈光下，會立即顯現不良影響。早上攝取的色胺酸或含有色胺酸的蛋白質，不一定會在當天合成為褪黑激素。現在我們充分了解血清素係透過光刺激促進生物合成，但由於人體可儲存血清素，因此短時間缺乏光照影響不大，然而長期缺乏光照時，可能會出現大問題。儘管北歐常見的季節性情緒失調（俗稱「冬季憂鬱症」），冬天出現類似憂鬱症的症狀）與連續的永夜（全天沒有太陽照射的現象）有很大的關係，但這屬於極端例子。

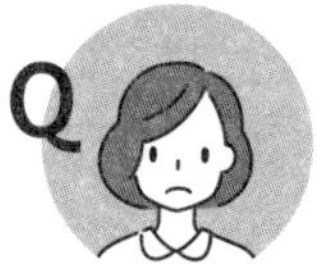

哪些「早晨例行公事」有助於大腦清醒？

A 試著開啟「大腦的警覺開關」。

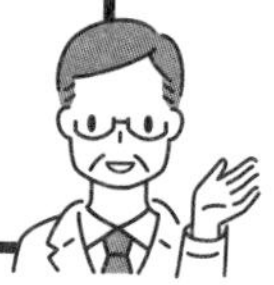

上一堂課我曾介紹，人體只有一至兩種神經傳導物質可以關閉開關，讓大腦進入放鬆模式，卻存在許多種警覺開關把人喚醒，所以我們可以善用這些神經傳導物質，來開啟警覺開關。我會建議把多種有效方法多重組合，建立你個人專屬的「早晨習慣」。

打開警覺開關的神經傳導物質

即使不是運動，查看一日行程，檢視智慧型手機上的訊息，這些容易伴隨緊張的行為都會讓人體分泌多巴胺，開啟警覺開關。

此外，專心閱讀時，也會產生去甲基腎上腺素及組織胺。要達成工作所需的完全清醒，必須同時開啟多個警覺系統。即使腦波是清醒的，但如果注意力或專注力降低，也難以把工作做好，而且意願和情緒也很重要，不過這依舊涉及相同的警覺性神經傳導物質。這些物質的分泌當然與晝夜節律有關，對生活中保持穩定且規律的節奏非常重要。

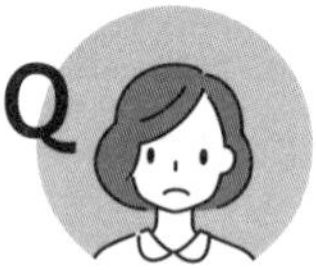

為什麼人曬到晨光就會自動清醒？

A

因為可以調節生理時鐘。

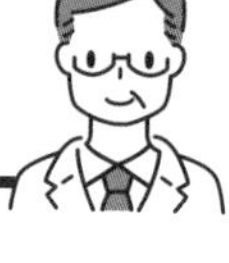

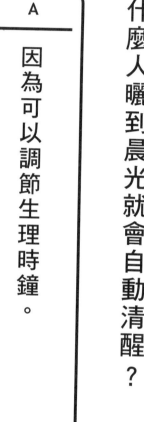

大家都知道，沐浴在晨光下，可以讓人更清醒。然而出人意料的是，似乎有不少人不了解箇中道理，所以在此容我稍作說明。

重新認識「褪黑激素」

我們已經多次談及的褪黑激素，是由大腦內松果體分泌的荷爾蒙，可以降低體溫，使人更容易入睡。早晨照射到光線後停止分泌，並於十四至十六小時

睡眠荷爾蒙「褪黑激素」的分泌

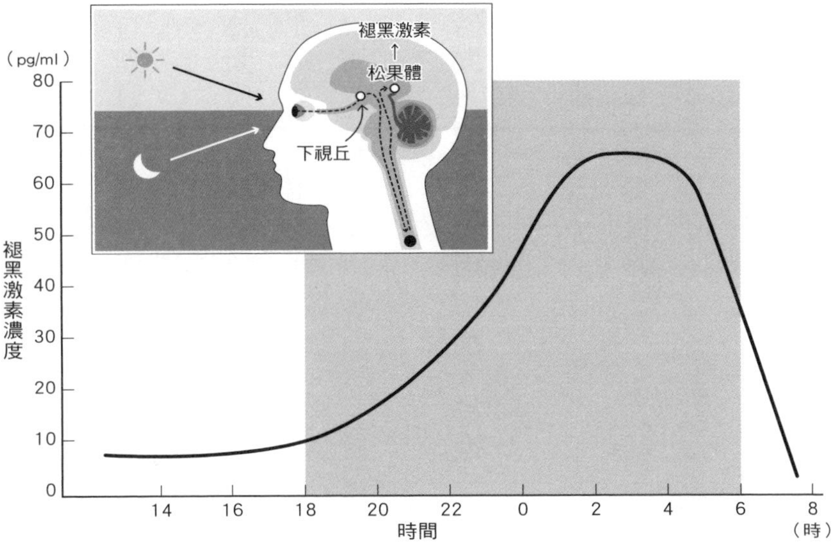

後再次分泌，因此一般認為褪黑激素也有調整生理時鐘的作用在。

相對於地球自轉一天二十四小時，人體的生理時鐘一天為二十四・二小時，所以我們每天都需要重置這十二分鐘——這部分前文中也已經解釋過。

褪黑激素具有抗氧化作用，且其分泌量會隨年齡增長而減少，因此一般認為亦有抗老化的功效。

不曬太陽，容易日夜顛倒

有些人視網膜受損，感知不到光線，無法重置生理時鐘，因此他們不受地球自轉影響，主要按照自己的身體節律生活。於是，與地球自轉一天二十四小時的偏差就變成「第一天晚十二分鐘，第二天晚二十四分鐘……」，如此日積月累，最終作息變得日夜顛倒。儘管一段時間後會恢復正常，但總的來說，「人在沒有光照的情況下，會以與生俱來略長於二十四小時的節奏生活，時間慢慢地往後推延。」。

至於無法照射陽光的人，研究已證實，讓他們在日落時服用褪黑激素作為治療，可以維持二十四小時的生活節律。

時間是隨著光照向「前」推進

「人體生理時鐘是二十四・二小時，所以如果放任不管，時間會往後推延。」這樣的解釋確實無誤，但時間之所以往後推延，還有其他原因在。

我們認為，地球上大多數動物都是透過光照，讓體內的生理時鐘與地球時鐘同步。生理時鐘不到二十四小時的老鼠，在無光照的環境下，生活節奏也會短於二十四小時，晝夜節律不斷向前推進。但奇怪的是，在同樣使用老鼠進行的時差實驗中，把牠們的作息時間往後延長超過二十四小時，反而可以加速調節，變得與當地生活節律保持同步。我們現在了解，**藉由光照的時間，可以縮短或延長生理時鐘週期**，稱為相位反應曲線（Phase Response Curve），這些也會對晝夜節律帶來複雜的影響。

對人來說，時差會造成身體不適。當一個人搭乘飛機，前往一個不同時區的地區時，即使抵達了目的地，由於身體還停留在出發地點的體溫變化等日夜節律，導致在當地的睡眠等作息步調，依舊受出發地點的影響，使得日夜節律出現不同調的差異，這就是所謂的時差症候群。乘船緩慢移動時，則不會產生這類情況。時差症候群，就如同英文「Jet Lag」所表示，屬於一種「文明病」。想來，一般民眾開始搭乘飛機去海外旅行，也不過是近幾十年的事。

然而，今日對商務人士及運動選手來說，時差症候群是一個非常重要的問題。未來那些可以控制時差症候群的人，或許才有辦法掌握自己的人生。隨著COVID-19的流行，遠距會議愈來愈盛行，時差症候群的影響減少許多。然而，儘管遠距會議可以避免物理上的移動，時差問題依舊存在。就算是在深夜或清晨的會議，也必須保持最佳表現，所以今後人們仍需繼續面對時差的挑戰。我個人最真實的感受是，如果連續數日每天在深夜或清晨開會，過著像輪班制一樣不規律的生活，那段期間會相當辛苦。

當我出差從美國西岸到日本，由於時差的關係，日本時間快十七小時（或者說是美國少十七小時）。或許有人會問：那有必要把生理時鐘「再同步」，往前調十七小時嗎？實際上沒有這個必要。因為時差是以二十四小時為基準，往同步較快（時差較小）的方向偏移。也就是說，最大的調整幅度為十二小時。在這種情況下，加七小時的調整就足夠了。這個方法比較輕鬆，而且人類與動物都有每天調整一小時左右的能力。所以我通常數日到一週後，就能適應在日本的生活。然而，當我從日本飛回美西時，這次的時差多了十七小時，也就是要減七小時才能調回時差——但這真的很痛苦。實際上，我從日本飛回美西的時差症候群會持續十天到兩週左右。試想：每天提早一小時起床、和晚一小時起床，哪個會比較輕鬆？至少就人類而言，調時差與輪班工作的再同步，通常是**往後推遲比較能快速適應，早日達成同步**。這就是我們生理時鐘「再同步」的基礎，這也攸關如何克服時差症候群及輪班工作的問題。

盡可能到戶外曬太陽

對人體而言，太陽光是所有光線中最強的訊號。即使是陰天或窗邊，只要早上起床後接觸到陽光，就能重置體內的生理時鐘。太陽光是白光，包含了各種波長的光，其中也包括藍光等短波長光在內；而承如前述，藍光對清醒和形成節律很重要。

現已證實，即使在室內，窗邊的陽光亮 度也有幾千勒克斯（Lux，照度單位），所以儘管只有短短數分鐘至數十分鐘的時間，只要照到陽光，就有實質的效果。而且，踏出戶外，還能活動身體，提高體溫，可謂一舉二得。

避免在中午曬當天的「第一道陽光」

如果只是一兩天沒曬太陽，不會有太大問題，但如果一直生活在遮光窗簾緊閉，完全暗黑的屋子裡，勢必會打亂身體的節律。

曬太陽的時機也很重要。假設你起床後沐浴到的「第一道陽光」是在下午，身體會判斷「現在是早上」，而將生理時鐘大幅往後推延，這也是讓大夜班的值班人員最為苦惱的主要原因。這就是人體對光照日夜節律的「相位反應曲線」。反之，在早晨沐浴陽光，會使節律向前推移。基於這個原則，建議在早晨曬太陽，身體的節律才不會往後推延。不過，對煩惱早上太早起床的老人家來說，過早照射到陽光，可能會造成反效果，所以建議即使起床了，也最好等太陽完全升起，外面充分明亮之後，再外出活動。

除非有不得已的情況，不然我會建議**把「沐浴晨光」視為早晨習慣的必做項目。**

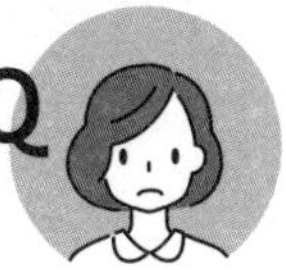

Q 我習慣睡回籠覺，這算是「增加睡眠時間」嗎？

A 不妨反過來利用分段式睡眠。

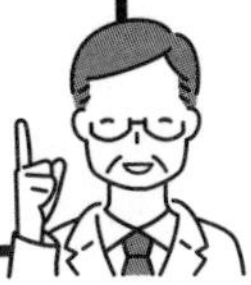

「晚上容易入睡，睡得深沉，早上醒來後神清氣爽。」很遺憾的是，我身邊幾乎沒有人這樣。

身為睡眠研究員，我更容易關注在「睡眠問題」，而不是「成功的睡眠」，而且包括我自己在內，許多商務人士經常有睡眠方面的困擾；也常聽同齡層的人抱怨，年紀大了，身體狀況愈來愈多，其中不乏「睡一半就醒」或是「早早醒來」等問題。

所以經常有人問我：「早上醒來後，可以睡回籠覺嗎？」

該如何拿捏晨起後的回籠覺？

一般認為，睡回籠覺「不好」。我在第2堂課針對「白天假寐，晚上躺在床上反而睡不著」的問題，曾解釋「因為分段式睡眠會導致深層睡眠減少」，還有另一個缺點是「睡眠會變得不規律」。

當我在談論藥物的時候，經常說：「是藥三分毒」。再好的藥物，也會伴隨某種副作用（毒）。即使COVID-19的疫苗證實有效，也還是無法完全排除副作用。所以，忙碌的現代人根本上普遍睡眠不足，是否睡回籠覺或午睡，究竟該注重補眠的優點，還是分散睡眠的缺點，端看個人如何判斷。

睡回籠覺的主要原因，多半是因為早上即使到了起床時間還是睏倦，那個時間爬不起來或不想起床，或是起床後依舊精神不濟。之所以會出現上述情況，有許多種原因，最常見可舉如以下三點：（一）患有睡眠呼吸中止症候群等睡眠障礙，無法獲得持續且深沉的睡眠，早上醒來依舊沒精神。（二）累積睡眠負債，慢性睡眠不足，即使到了早上，也會出現深層睡眠。（三）因遠距工作，導致生活節奏往後推延，即使太陽高升，也無法切換到活動模式。

因此，**回籠覺可以彌補缺少的睡眠量，確實有可取之處，但治標不治本，無法解決根本問題**。我們必須分析為什麼會睡回籠覺的原因，並且予以糾正，才是治本之道。

分段式睡眠也有助於改善時差症候群嗎？

話說，我自己的睡眠情況也類似分段式睡眠，就是我一天會有多次的短暫睡眠。當我晚上有睡意時，會小睡個兩小時，半夜再起來寫論文，或填寫研究費申請表。最近時常半夜舉行遠距線上演講，所以我也會抓緊時間，在演講前安排兩小時左右的睡眠。或者，如果我半夜兩點醒來，會起床工作兩小時。深夜的環境，夜深人靜，家人都熟睡，也不會收到其他人的聯繫，這段時間完完全全屬於我個人的，我可以專心處理事情。工作後，我會隨興而為，有時可能熬夜到早上，便直接去上班。又或者，如果研究計畫寫得得心應手，在凌晨四點左右告一段落，有時我會（先確認起床後不會開車）喝一罐啤酒犒賞自己，再躺回床上睡覺……。

如果平時就習慣這種行為模式，即使臨時安插其他緊急行程，也能勉強處理，而且隨時都能入睡，所以比較能調適時差的症狀。然而，這當中存在著個體差異，我並沒有特別推薦你照著做。隨著年齡的增長，我們很自然會變成分段式睡眠，所以我的意思是，不用太在意這些變化，不如轉個念頭，多想想變化後的好處。若真要論分段式睡眠對身體是好是壞，答案不可能會是「好」，但這也是一種「是藥三分毒」好壞並存的關係。

第4堂課

還是很想睡？

課堂主題：「消除白天睡意的生活模式」

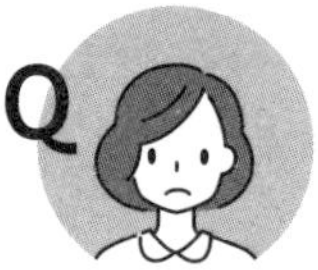

上班期間昏昏欲睡怎麼辦？

A

消除睡意，有意識地避免「假性清醒」。

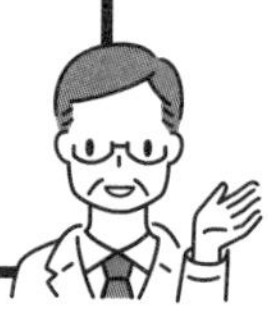

我在第3堂「如何神清氣爽地起床」的主題中，講解了建立早晨習慣，利用晨光與早餐，搭配生理時鐘，提高體溫，有助於大腦清醒。

儘管做了種種努力，有時一到下午，還是會產生濃濃睡意。如果長期累積睡眠負債，或因罹患睡眠呼吸中止症候群導致睡眠品質很差，無論再如何努力開啟警覺開關，每到下午總是會感覺睏倦。

有時就連開車時也不敵睡魔來襲，不僅危害自身安全，還可能奪走他人生命。正如「來襲」一詞所暗示，你不知道白天時睡意何時會到來。

解決根本問題最好的辦法，不外乎確保睡眠量與品質，但對某些人來說，「講歸講，真要執行的話，一時之間也不知該如何是好。」。所以，為了這些不得要領的學員，讓我們在第4堂課一同了解「如何有效消除睡意」。

「全勤獎」正在從日本逐漸消失

在我小時候，「全勤獎」是一個很常見的獎項，凡是上學從不遲到、請假的學生，都會收到全勤獎的表揚。我不太清楚其歷史淵源，似乎是於明治時代（一八六八年至一九一二年）設立的獎項。

我認為這是一個很日式的觀念，就連上班族，遲到、早退、缺席也都會被譴責「不務正業」。大家一副「參與本身有它的意義在」的模樣，彷彿不休息的長時間待在公司是多麼的重要，另外還有加班應酬的文化。

然而，在COVID-19席捲全球後，世界開始改變。據媒體報導，愈來愈多學校預計取消「全勤獎」。這或許是礙於現況，因為就算想去上學也去不了，我個人是相當樂見其成。表揚一個孩子即使發燒或肚子痛也堅忍不拔地去上學的行為，在我看來是一個過分強調精神主義的過時觀念。

比起「無故缺席」，更關注「假性出席」

美國以前對工作效率也只在意是否「無故缺席（曠職、遲到或早退等停工狀態）」，然而最近美國社會愈來愈重視「假性出席（Presenteeism，抱病出勤的狀態）」的問題。

假性出席，簡言之就是一種「開店卻無心做生意的狀態」。即使打卡上班，也心不在焉，沒做多少工作，而且注意力不集中，頻頻犯錯，工作效率下降。從企業立場來看，如果員工假性出席，公司花了大筆的人事費用，生產力卻很差；另外從員工比例來看，人在心不在，工作沒有進展，上班出勤的人卻比曠職或早退的人明顯還多，究竟何者會對經濟造成不良影響，顯而易見。

假性出席的「健康問題」包括各種身心疾病，普遍認為睡眠量與品質下降亦含括在內。

充足的睡眠會影響白天的表現，這個道理不言而喻。於是，有人試著提出全新的彈性工作模式：「不如好好睡個午覺，也好過強迫自己保持清醒，工作卻心不在焉。」。

在日本，「假性出席」一詞也漸漸地廣為人知。不光是工作，在興趣、家務、學習等各方面都可以尋找最適合自己的方法，讓自己不再被睡意所困，陷入「開店卻無心做生意的狀態」。

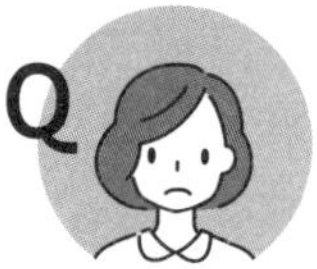

午飯後睡意來襲怎麼辦？

A

午餐儘量挑選不油膩的餐點，吃「七分飽」。

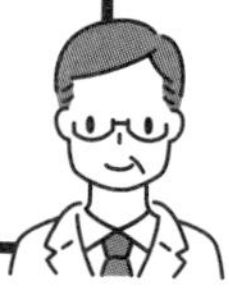

「中午吃飽後超想睡！」

我們時常可以聽到這類的煩惱，然而午餐與午後睡意之間的因果關係，尚未獲得科學證實，史丹佛大學研究得出的結論甚至是兩者「沒有因果關係」。「因為人體正在進行消化吸收，造成流向大腦的氧氣和血液減少。」完全是世俗傳聞。若真如此，早餐與晚餐後也應該會感受到強烈的睡意。無論如何，大腦一直都有恆量的血液持續供應。

下午兩點最危險

史丹佛大學的一項研究發現，不管有沒有吃午餐，下午兩點是每個人最容易犯睏的時段，稱為「午後睏睡」（Afternoon Dip）。

形成午後睏睡的現象，其中一個原因是源自生理時鐘的機制。換言之，這是生物在一天當中會感覺睏倦的時段。

第二個原因是睡眠壓。一般認為，人大約有十六小時保持清醒狀態，早上起床後，「睡眠壓」也就是睡意強度會慢慢地累積，下午兩點恰好是睡眠壓逐漸達高峰的時刻。由於猿猴經常在這個時段午睡，因此有人提出這種睏睡週期或許是系統發生學（Phylogenesis）遺留下來的痕跡，但這並不表示與猿猴相近的人類一到下午就一定會睏睡。在史丹佛大學的實驗中，早上睡得比平時更久或喝咖啡，可有效減緩午後睏睡的發生，但**不吃午餐對午後睏睡的影響不大**。「早上睡久一點可以減緩午後睏睡」，這對習慣睡回籠覺的人來說，或許是個好消息。

下午兩點算是討論或開會的熱門時段，同時也是瞌睡蟲找上門的危險時刻，「我下午兩點有遠距會議要開，但總忍不住想打瞌睡……」。

我們該防範的是「疲勞」，不是睡意

雖然前文中我曾解釋過，午餐與睏睡之間沒有相關，但我想許多人會抗議：「但就真的會很想睡啊！」

實際上，那種懶洋洋的感覺並不是睡意，而是「疲倦」。飯後血糖會上升。當你以為「總比晚上吃來得健康」，而在中午毫無節制地大快朵頤大碗拉麵或油炸食品，導致血糖飆升，可能會抑制食慾素的分泌。

食慾素是開啟警覺開關的神經傳導物質，特性是在空腹時分泌。晚上太餓睡不著，就是食慾素所造成，但如果中午吃得很飽，身體可能會因疲勞而自行關掉警覺開關。

許多婦女喜歡享受午餐聚會，因為經濟又實惠。當我們在輕鬆狀態下享受聚餐，開心地飽足一頓，這完全不成問題。

但如果你容易在忙碌的午後被睡意所困，建議減少午餐的份量。雖然一般常建議吃八分飽，但「**輕食七分飽**」更能減少疲勞感而不是睡意，讓人有活力地度過忙碌的下午。和早餐一樣，細嚼慢嚥有助於刺激大腦，提振精神。午餐期間輕鬆愉快的對話，當然也能提神醒腦。

Q

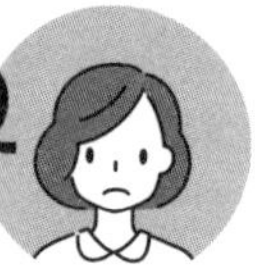

應該忍耐不睡午覺嗎？

A

三十分鐘以內的午睡「大有裨益」。

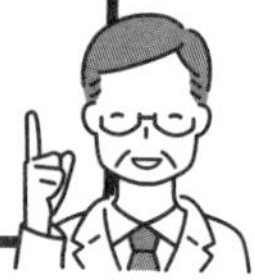

一九六〇年代日本人平均睡眠時間約七・五小時，但根據BRAIN SLEEP公司的研究，現在約六・五小時。

或許有人會認為「都過去了六十年，有所變化，實屬正常」，但若從演化的進程來看，六十年的時間對生物體基本生理現象發生重大變化而言太過短暫，所以將這個變化視為一種違背生理現象的「睡眠短缺」更為合理。

全球主要城市睡眠調查的統計結果亦顯示，東京的睡眠時間最短，不到六小時，就連倒數第二名的紐約也有六・五小時。

如此看來，許多人都累積了不少睡眠負債，所以如果能在感覺睏倦時午睡，對他們來說利多於弊。而且儘管是短暫現象，但午睡後人們的表現普遍更加傑出，這一點在實驗和經驗上也都已獲得證實。最近的研究還發現，午睡可以預防疾病風險。

午睡可預防失智症與糖尿病

在日本某個失智症風險的比較研究中，針對大約六百名失智症患者及其家屬進行訪談，訪談中有一個問題是「是否有午睡的習慣」。

如果將「過去沒有午睡習慣者」的失智症盛行率設為一，則「每天習慣午睡少於三十分鐘者」的盛行率銳減到六分之一至七分之一。不光是失智症，在糖尿病的研究中也得到類似的結果。

午睡必須「少於三十分鐘」

該研究結果的重點在於「少於三十分鐘」。「每天習慣睡三十分鐘至一小時者」的失智症風險大約是「無午睡習慣者」的一半，風險有所下降，但沒有「少於三十分鐘者」那樣顯著。

此外，「午睡超過一小時者」的失智症風險是「無午睡習慣者」的兩倍。

偶爾有人會問：「既然入睡後的前九十分鐘是黃金期，那午睡不也應該要睡九十分鐘嗎？」但關於午睡，請控制在三十分鐘以內。

白天即使剛入睡，也很難出現深層的非快速動眼期睡眠。如果午睡睡太久，出現深層的非快速動眼期睡眠，將好不容易調整好的生理時鐘打亂，一整天慢慢累積下來的睡眠壓也跟著減少，造成「晚上睡不著」，豈不是本末倒置。此外，還有一種現象叫睡眠慣性（Sleep Inertia），是指深度睡眠後，大腦會出現短暫性的停擺，工作能力下降。這就像入睡後在深層睡眠期間被強行叫醒一樣，反而會使午睡失去提高工作效能的功能。

總而言之，午睡只是一個暫時消除睏睡的緊急處置，所以請貫徹「午睡少於三十分鐘」的原則。

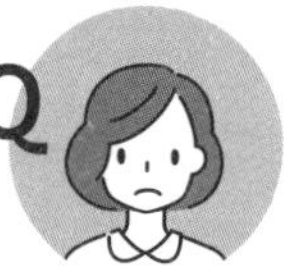

Q

在家可以躺在床上午睡嗎？

A

只要不要睡太久，橫躺也沒問題。

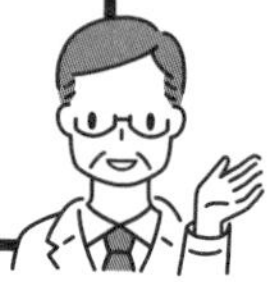

「怎麼可以在公司午睡！那叫偷懶！」

這種價值觀已經過時。午睡可以提高工作效能，預防生活習慣病，減少生病缺勤和住院治療的風險——過去這種認識只存在於Google等部分科技公司，不過現在已經十分普及。

考慮到人事費用，長遠來看，員工午睡反而「對公司有利」，希望公司高層都能有這一層的認識。

午覺該怎麼睡？

如果是「在公司午睡」，除非是有慣例設置小憩室的行業，或特地安裝時尚吊床的ＩＴ企業，否則一般的公司員工大多是「趴在辦公桌上休息」。總之，以你最舒適的姿勢午睡，就是最好的方式。**假設午休時間有一個小時，不妨一半時間用餐，另一半時間趴在桌上小睡一會。**

隨著COVID-19的流行，許多人的工作模式改為居家辦公。如果是在家中，午睡方式就有更多選擇。既然目的是為了讓身體得到休息，所以「躺在沙發上或床上午睡」都是不錯的辦法，我自己也是這樣做。我個人覺得飛機商務艙和新幹線綠色頭等車廂的躺椅非常舒適，座椅空間及鄰座間的距離都足夠寬敞，比鄰的乘客互不干擾，就算睡著不小心流口水，也不用害怕丟臉。

但要小心，不要因為太舒適而睡超過三十分鐘。可以設定鬧鐘或請家人叫醒，總之不要毫無節制地倒頭就睡。如果午睡沒有克制，常常一睡就睡三、四個小時的人，很可能是睡眠負債或睡眠障礙等因素導致白天睡眠壓異常過高，建議前往睡眠門診進一步檢查。

在通勤電車上「打瞌睡」算是一種午睡嗎？

通勤乘客在回家電車上的假寐已經不是「午睡」，而是「傍晚小憩」。理論上應該避免在傍晚睡覺，因為晚上可能會睡不著或淺眠，但電車規律的晃動，讓疲憊的身心逐漸放鬆，如果運氣好有座位可坐，總讓人忍不住打起瞌睡來……。所以這部分也必須根據個人經驗來判斷。假設一個人「在電車上小睡，也能一夜好眠」，他在電車上假寐來消除睡眠負債，也不全然不好。不過小朋友如果容易因午睡睡得太晚，導致晚上睡不著，就應留意避免。至於那些警告人不管多累或即使有座位坐，也不可以在傍晚回家電車上假寐的「睡眠專家」，我倒是很想看看他們平時是過著多麼拘謹的生活。但是，假設回家電車上的假寐會影響你晚上的睡眠，建議你看書或滑手機，儘量找事情做，或刻意站著不找位置坐，以防打瞌睡。

順帶一提，如果早上搭車有幸能找到座位坐，不妨大膽地儘量睡。詳情請見上一堂課「回籠覺」的相關內容。

史蒂夫・賈伯斯也推薦的強效小睡（Power Nap）

據說史蒂夫・賈伯斯晚上大約睡四小時，並在白天分段午睡片刻，但這主要看個人體質，所以我並不是建議每個人都應仿效。

過去，只有像賈伯斯那樣的「成功人士」或退休老人，可以自由運用白天時間。但在後疫情時代，相信愈來愈多人學會了如何安排自己的白天行程，所以希望大家能充分利用強效小睡的力量。睡眠存在個體差異，所以方法的好壞，往往取決於個人經驗的判斷，沒有絕對的解決方案。

Q

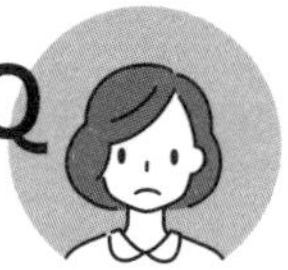

如何才能趕走睡意？

A

不妨利用咖啡與提神音樂喘口氣。

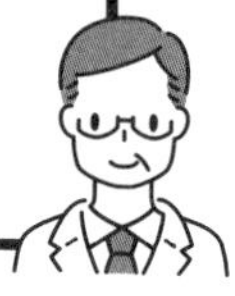

想要趕走睡意，熱飲很有效。熱咖啡之所以成為基本款，主要是因為一杯咖啡因含量約一五〇毫克，比綠茶或紅茶高出許多。腺苷是一種會促進睡眠的疲勞物質，而咖啡因可抑制腺苷的作用。所以如果想休息片刻，不如優雅地來一杯熱咖啡，伴隨著音樂，提振精神。

建議挑選帶有酸味的熱咖啡

咖啡種類繁多，還有深焙、淺焙之分。就「提神」的意義來看，建議選帶有酸味的淺焙咖啡。名古屋大學的研究顯示，味覺刺激的強弱依序是「酸、鹹、苦、甜」。像曼特寧這類酸味、苦味強烈的咖啡，與其配香甜的餅乾，不妨搭配鹹香的堅果，還能透過咀嚼，強化提神的功效。我個人比較偏愛沒有酸味的美式咖啡（Americano，義式濃縮咖啡加熱水製作而成）。要製作美式咖啡，並不是一次沖泡一壺，而是用義式濃縮咖啡機一杯一杯慢慢萃取，所以就算是一般的咖啡連鎖店，也是在客人下單後才開始製作。三十年前我剛來美國時，說到美國的黑咖啡（American Coffee），只覺得那是一種「沒什麼味道，也沒有香氣的褐色液體」，但用義式咖啡機萃取出來的美式咖啡，在日本及歐洲等咖啡先進國家都相當受歡迎。

雖然日本銷售的幾款能量飲料也有提神效果，但還需留意安全性，是否適合經常飲用。另一方面，人類自古便開始飲用咖啡，足跡遍及全世界，而且實驗證實，一天攝取五百至六百毫克的咖啡因對身體有益。然而，由於人體對咖啡因的代謝速度緩慢，因此睡前飲用咖啡，可能會影響睡眠品質。不過如果你很期待晚餐後的咖啡，睡眠也不受影響，也無須刻意忌口。

為什麼同樣是「悲愴」，柴可夫斯基提神，貝多芬有益舒眠？

從以前就很喜歡聽舊金山FM廣播電台「KDFC」，現在還是會透過網路收聽。KDFC沒有任何廣告，連續二十四小時播放古典音樂。雖然都是古典音樂，但似乎會配合時間，早上播放朝氣蓬勃的樂曲，晚上則是放鬆舒緩的樂章。

雖然在日本也能收聽，但因時差的關係，在日本早上有時會聽到柔和緩慢的音樂，讓人提不起勁。我想那是按照美國西岸時區挑選的音樂，所以自然會是輕柔的曲風。

一般認為古典音樂「有助於舒眠」，市面上也發行了許多相關的CD，但你看不到任何提神用的商品。然而，唯有良好的清醒，才可能獲得良好的睡眠，所以說不定有的古典音樂也能「有效提神」？我基於這個假設，進行了一系列的調查。

我們挑選了大約三十首的經典作品，募集一百六十四名年齡介在二十歲至六十歲之間的男女評審員，分別在早上和傍晚聆聽我們選定的音樂。評審員每聽完一首曲目，都會進行評分。最後我們在「輕快風格的曲目」和「沉靜風格的曲目」之間得到明顯的差異。例如，在我的印象中，沒有人聽到貝多芬《命運交響曲》、奧芬巴赫《天堂與地獄》、卡巴列夫斯基《喜劇演員》加洛普舞曲還會想睡。我那個年代的小朋友，一聽到奧芬巴赫的《天堂與地獄》，就會像銘印效應一樣拚命地奔跑（譯注：《天堂與地獄》是日本學校運動會的常用曲目）。

此外，同樣是「悲愴」的曲目，大多數人認為柴可夫斯基第六號交響曲《悲愴》（第三樂章）「令人振奮」，對貝多芬的鋼琴奏鳴曲《悲愴》（第二樂章）則感覺「舒適放鬆」。有一次我談到這個調查結果，引起某家音樂公司的興趣，後來我與他們合作，監製了一張古典音樂雙CD《Night & Day 最高の睡眠と目覚めのためのClassic》（中譯：《Night & Day 最佳舒眠與提神的古典音樂》），分別收錄多首有助於睡眠和提神的曲目。

音樂欣賞帶有強烈的個人主觀判斷，我們進行的觀測調查也稱不上是正式研究，就連坊間廣為流傳莫札特音樂中有益舒眠的「雜訊」，也尚未踏入「科學證實」的領域。

總之，這也是另一種「正向習慣」。如果你覺得「聽音樂可以振奮精神、趕走睡意」，把音樂列入提神的「正向習慣」，也不失為一個好方法。當然，搖滾樂、重金屬或韓國流行音樂都是不錯的選擇。

不妨利用**咖啡與音樂的雙重刺激，開啟你的警覺開關**。

如何在開會或開車等不該睡覺的情況下，快速提神保持清醒？

如果我在開車時突然想睡，會隨時嚼口香糖或口含檸檬口味的糖果。也可以喝熱咖啡，但開車時喝熱咖啡很不方便，所以我在車上總是會準備口香糖和糖果。這在出現時差症候群時特別管用，然而在有時差問題的影響下開車非常危險，所以最近我開始會儘量避免。吃口香糖和糖果，必須拆包裝、丟垃圾，有點麻煩，但這些動作也有助於刺激清醒。最近便利商店的咖啡物美價廉，所以開車時多安排一些休息時間，喝一杯超商咖啡或吃點點心，是安全駕駛的祕訣。有一次我在日本租車，上路一段時間後，汽車導航突然提醒：「您已經連續開車快兩個小時，請稍作休息。」我第一次遇到這麼貼心的導航，非常驚喜，但確實，如果開車開到睡著才真的要人命，甚至可能引起事故連累他人。

Q

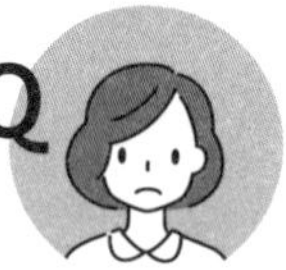

為什麼都睡超過八小時了，還是很想睡？

A

最好盡快檢查是否罹患睡眠呼吸中止症候群。

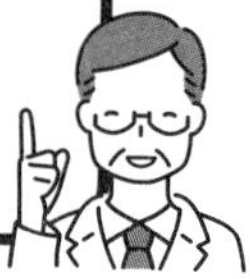

到目前為止，我們談論了許多消除白天易犯睏的辦法，但要真正解決這個問題，必須確保充分的睡眠，提高睡眠品質。

我將在下一堂課分享，我們白天可以做哪些努力來改善夜間的睡眠品質。

在本堂課的最後，我想介紹「睡眠呼吸中止症候群」這個大家耳熟能詳，同時也是導致睡眠品質下降最大因素的疾病與白天睏睡的關係。

已經睡七、八個小時，白天還是很想睡？當心可能是生病

如果睡眠時間充足，卻還是哈欠連連，最好檢查是否罹患睡眠呼吸中止症候群。再次重申，這是一個需要治療的嚴重疾病。

○中度以上病患，如未及時治療，約四成會在八至九年內死亡
○感染COVID-19等上呼吸道疾病的風險高出約八倍以上
○罹患生活習慣病的風險增加（肥胖、糖尿病、高血壓等）
○罹患心血管疾病的風險增加（心肌梗塞、腦出血等）

美國的流行病學調查發現，睡眠呼吸中止症候群的「感染風險高達八倍」，因此部分州甚至安排該疾病患者優先接種COVID-19疫苗。

如此可怕的疾病，卻近在你我身邊。在日本，成人男性每二十名就有超過一人罹患睡眠呼吸中止症。睡眠呼吸中止症常見於中高齡層男性，但如前述，亞洲人因體型關係，兒童、年輕人和女性患者亦非罕見。

當然症狀有輕重之分。

在朝日大學牙醫學系大倉睦美教授一項僅針對睡眠呼吸中止症候群瘦型病患進行的調查中，約五％男性和二％女性會出現中重度的嚴重症狀。

睡眠障礙也是引發交通事故的原因之一？

即使沒有罹患睡眠呼吸中止症候群，睡眠負債的累積，也可能導致重大事故發生。一九九〇年代後期，一名叫瑪姬的學生在美國紐澤西州的高速公路上遭遇追撞事故，當場身亡。調查發現，從側向衝撞過來的肇事司機，當時連續三十小時未闔眼睡覺。

如果是酒後駕駛，還會涉及刑事責任，然而當年尚無法律規定「睡眠不足的司機不得開車」。因此，肇事司機只被科處換算後僅區區數萬日圓的罰金，甚至沒有被判刑監禁。儘管在審判期間發現，肇事司機在事故前曾食用古柯鹼，但因古柯鹼半衰期較短，未從司機事發當下的血液中檢驗出來，因此法官研判古柯鹼與事故無關。

這個判決對一名痛失前途無量的愛女的母親來說，簡直是萬念俱灰。

這位母親為了避免瑪姬的悲劇重演，不斷遊說律師，終於在數年後促成法規制定：「駕駛人若清醒超過二十四小時，其駕車行為將構成刑事犯罪」。

疲勞駕駛的危險程度與酒後駕車不相上下

人在極度疲累時的瞌睡又稱微睡眠（Microsleep），那並非單純的「短暫入睡」，而是一種毫無意識的狀態，一般會持續一至十秒左右。假設一輛車時速六十公里，四秒便可前進約七十公尺。在司機完全失去意識的狀態下前進七十公尺的車輛，如果不幸撞上兒童的隊伍、商店或闖紅燈……不難想像會發生何等悲慘的事件。

美國研發了一種測試反應力的測驗，可以測量一個人在無聊狀態下，反應能力的靈敏程度，睡眠醫學也經常使用。平板電腦螢幕上會隨機出現圓形圖樣，總計九十次。每當受試者發現圖樣時，就按下按鈕。

受試者在飲酒後，血液酒精濃度愈高，反應愈慢。舉例來說，根據日本的酒駕條例規定，血液酒精濃度達〇・〇五％，就會被吊銷駕駛執照，而且此時與未酒醉的情況相比，反應速度會減少約八％。在某個剝奪睡眠實驗中套用相同測驗時發現，受試者連續清醒十八小時後，其反應速度下降程度與上述酒醉情況相當，因此紐澤西州據此參考規定，駕駛人如連續清醒超過二十四小時，其駕車行為必須負起刑事責任。睡眠不足的相關立法亦擴散至其他二到三州，全美也開始意識到睡眠不足時駕車的危險性。然而，睡眠不足必須當事人自主陳述，或事故發生後進一步調查才能發現，因此執法並不如酒駕取締那樣普及。根據美國汽車協會（ＡＡＡ協會：美國推動交通安全的組織，類似日本ＪＡＦ〔社團法人日本自動車聯盟〕）的統計，**交通事故致死的案件中，十六・五％是由駕駛睡眠不足、瞅睡、打瞌睡所引起**。據悉，這個數字幾乎與酒駕致死事故相差無幾。

在日本，高齡駕駛事故及酒駕等危險駕車行為已成為一大問題，但人們應該也要清楚認識一點：累積睡眠負債的人，以及因睡眠呼吸中止症而睡眠品質不佳的人，一樣很危險！

在我看來，「開車的人，應該要懂得懼怕白天的睏倦。」。

這不是司機個人的問題，而是「我們」的問題

美國一項針對長途貨車司機的調查顯示，肥胖者發生事故的機率更高，並推測其中有相當高比例罹患睡眠呼吸中止症而不自知。換句話說，**肥胖或患有呼吸中止症的人，發生事故機率將增加二到三倍**。

長途司機必須在廣大的美國土地上來回橫越，所以經常熬夜，生活不規律，還只能待在環境惡劣的狹窄車廂內假寐休息，時常邊開車邊用餐，且常以垃圾食物為主，容易營養不均衡。這樣的工作模式成為加重因素，導致肥胖、睡眠負債增加，甚至罹患睡眠呼吸中止症候群，引發事故。日本時不時傳出夜間巴士事故，或許也是類似的工作環境所造成。

口頭譴責「司機也太不負責任」，這人人都會。但「他們」運輸的是你我訂購的食品及網購商品，是「我們」在享受隔日送達的便利性。

不論是美國或日本，我認為政府和企業都應該把白天睏睡和睡眠負債的弊

病，視為一種社會問題，認真思考因應對策，嚴陣以待。此外，這或許存在技術上的問題，但在我個人看來，與其把自動駕駛的研發應用在家用客車上，不如運用在常跑高速公路的貨車上，或許更有意義。在同一條高速公路來回行駛數個小時，這種枯燥乏味的作業是否真的需要由人類來完成？如果可以交由無人貨車專跑高速公路的長程路線，車輛間或許更能顧及駕駛上的安全。

在此同時，個人可以善用白天來提升晚上的睡眠品質——關於這一點，我將在下一堂課詳細介紹。畢竟，保護自己也是「我們」應該做的事。

第5堂課

睡好覺，生活才有品質！

課堂主題：「如何提升生活品質」

Q

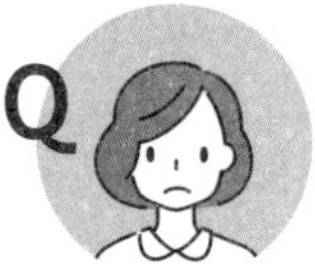

我擔心自己患有睡眠呼吸中止症候群，怎麼辦？

A

建議利用智慧型手機自錄「睡眠影片」。

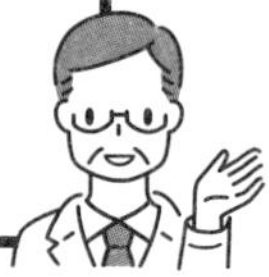

有良好的睡眠，清醒後才會精神飽滿，兩者息息相關，不可分割。

生活保持規律，才能讓體內生理時鐘順利運轉，早上起床，夜深熟睡，維持晝夜分明的作息。早上確實沐浴陽光，白天飲食均衡，適度運動，晚上自然會感覺睏倦。如果能順利入睡，自然就能獲得品質優良的睡眠，享受「黃金熟眠九十分鐘」的優點，大腦與身體都煥然一新，精神抖擻地迎接另一個早晨。

以上純屬理想，現實總是有所不同。壓力、忙碌，種種意想不到的意外總是來得突然，也可能因孩子哭鬧而無法入睡。儘管工作順利，但身為值班人員，還得輪班上大夜。所以，接下來在第5堂課中，我將講解如何在有限制的條件下，善用白天時間，提高睡眠品質。

在進入主題之前，我想先談談睡眠呼吸中止症候群。這個疾病可以毀掉我們白天所有的努力，不僅是降低睡眠品質的最大元兇，若不及時治療，除了影響睡眠品質，甚至可能危及生命。如果本章節以下內容讓你有所警覺，在進一步了解其他提高睡眠品質的方法之前，請先前往睡眠門診就醫。

最近變胖，領口變緊

亞洲人因骨骼問題，呼吸道相對狹窄，一旦變胖，容易增加罹患睡眠呼吸中止症的風險。從解剖學來看，肥胖如果造成呼吸道的脂肪及軟組織肥厚，會導致頸部鬆弛而變粗。

「和年輕時相比，胖了十幾二十公斤」的人尤需注意，頸部肥厚變粗的人也要小心，那可能是危險訊號。「最近襯衫領口變得很緊」、「穿高領衫讓人不舒服」，有上述情況的朋友，這或許是某種徵兆，應該慎重看待。

睡覺打鼾

睡覺會打鼾的人，是睡眠呼吸中止症候群的潛在患者。軟組織肥厚，導致呼吸道變窄，也是打鼾的原因之一。如果家人或伴侶指稱你會打鼾，應該特別小心留意。

用智慧型手機錄下自己的睡眠狀況

不妨問問家人或伴侶，你睡覺的模樣。

「鼾聲如雷，偶爾還會停止呼吸。」

如果他們這樣說，那完全是紅色警訊。

不過有些人獨居，或者家人也不可能整晚不睡覺光看著自己，所以你如果擔心自己可能罹患睡眠呼吸中止症候群，不妨利用智慧型手機的錄影功能，拍攝自己睡覺時的影片。

在檢視影片時，應關注以下三個重點——

一、有沒有打呼？

二、呼吸有沒有突然停頓？

三、雙腳有沒有突然抽動、規則地抖動或突然起身？

第一項與第二項，就如字面意思，應該一眼就能察覺。至於第三項，稱為非自主運動，請注意影片中的雙腳是否以一定的節奏抽動或搔癢。睡眠時可能出現異常知覺，引起腳癢，讓當事人不自覺地用手抓或雙腳彼此搓揉，有時還可能伴隨疼痛。

以下專業術語較為艱澀，還請見諒。醫學上有一種稱為週期性肢體抽動症的病症，意指腳不自覺地反覆動作。單就週期性肢體抽動症來說，睡眠障礙程度尚不嚴重，但時常會伴隨前述的異常知覺，稱為「不寧腿症候群」。如果出現不寧腿症狀，表示睡眠障礙更嚴重，不可能一夜好眠。偶爾兒童也會罹患不寧腿症候群，但報告指出主要常見於四十歲以上的中老年人，且女性患者比例高於男性。據推測是體內鐵質的代謝或多巴胺神經傳導功能異常，報告亦指出其中還涉及遺傳因素，此外洗腎患者也經常出現不寧腿的症狀。這些病症都可用藥物治療，只要治癒不寧腿，睡眠品質大多能得到改善。

睡眠中的不自主運動，諸如兒童醒覺混淆或說夢話等，隨著年齡成長，大多會自然治癒，算是一種良性症狀，但高齡者除了不寧腿症候群以外，還可能併發其他不自主運動。人在做夢時，身體通常不會有任何行為反應，但快速動眼期睡眠行為障礙的病患，身體會動來動去，彷彿真的在歷經夢境一樣。做夢時，大腦中的運動皮質神經反應活躍，就像人真的在活動一樣。所以，為了避免身體在做夢時如夢境一樣突然開始狂奔，肌肉通常會保持無力狀態，以控制身體行動，然而當該控制失效時，就會出現快速動眼期睡眠行為障礙。簡單來說，就是與睡眠癱瘓完全相反的症狀。事實上有一些極端的案例，病患夢見自己正在參與世界著名的踢拳搏擊賽事，突然拳打腳踢，傷及睡在一旁的伴侶，有些家人甚至形容「他就像忽然著魔一樣」。由於快速動眼期睡眠障礙是肌肉在快速動眼期間，本該放鬆無力的機制出現異常，屬於一種神經退化性疾病，所以有可能進一步惡化，也因此許多快速動眼期睡眠障礙患者，可能會合併發生帕金森氏症、路易氏體失智症等疾病。

錄製影片非常有助於睡眠期間不自主運動的診斷。如果情況允許，建議多拍攝幾次，分別錄製當事人在「正常」、「疲勞」及「飲酒後」三種不同模式下的情況，更有助於醫生在診斷時了解病症嚴重與輕微時的差異。

如果你鼾聲如雷，且睡眠中呼吸會中止，請不要猶豫，直接前往睡眠門診就醫。

Q

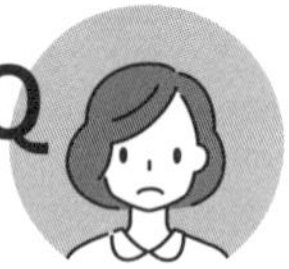

哪些運動有助於提升睡眠品質？

A

建議在傍晚做有氧運動，每週一到兩次。

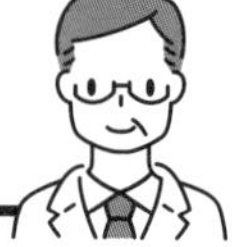

要改善睡眠品質，建議在清醒的白天提高體溫。保持良好的生理規律，對我們的身體非常重要。如果能在白天提高體溫，到了晚上體溫自然更容易下降。這樣一來，既可以確保「黃金熟眠九十分鐘」一定會到來，交感神經與副交感神經也能順利地相互轉換調節。

運動最好在「夜晚以外」的時段

不論是早上、中午或傍晚做運動，都能提升睡眠品質，但睡前最好避免激烈運動。運動不僅會提高體溫，還會促進多巴胺、腎上腺素分泌，令人精神振奮，使交感神經系統占主導地位，這些都不益於睡眠。

此外，我們的調查發現，睡前有激烈運動習慣的人，感染COVID-19的風險較高。這可能是因為外出或在健身房與感染者接觸機會增加，或是在重量訓練等激烈運動後，免疫力暫時下降所造成。

輕微的伸展和瑜珈這類有放鬆作用的運動，可以關閉大腦的警覺開關，有助於舒眠，但不建議在夜晚進行會使體溫劇烈上下波動的重度運動。

另外，在早上或中午運動到出汗，造成體溫上下起伏，反而容易犯睏，所以在相對接近夜晚的傍晚運動更為合適。

比起重量訓練，每週數次有氧運動更有效

討論運動與睡眠的論文數量龐大，我也沒有全部細查通讀，但總括來看，有助於「提高睡眠品質」的運動是有氧運動。所以比起重訓，更推薦慢跑或健

走。高齡者配合遛狗的時間散步便已足夠。若沒有養狗，可以夫婦一起散步；若無伴侶，一人散步也別有一番樂趣。

根據研究指出，只要是有氧運動，無論是每週一到兩次還是天天做，都對睡眠具有相同的正面影響。具體來說，會讓人更容易入睡，半夜醒來的次數減少，睡得更深沉，睡眠時間也自然拉長。而且耐人尋味的是，即使是短時間的運動，也能帶來深度且優質的良好睡眠。有氧運動擁有許多優點，所以如果你認為自己平日的睡眠不甚理想，強烈推薦你開始運動。目前運動的作用機制尚有不清楚的地方，但有報告指出，運動會增加細胞激素（cytokine）等影響睡眠的物質分泌。

忙碌到沒有時間運動的上班族，不妨在回家時，刻意提前兩站下車，然後步行回家，或者也可以利用傍晚的購物或遛狗時間健走，跨出日常行走的路線，刻意繞遠路多走一會。

就結論來看，如果少量運動也能獲得優質的睡眠，反而稱得上是相當有效率的生活方式。正所謂「欲速則不達」，慢慢來，比較快。

我也曾經久違地和朋友一起散步大約兩小時，當天晚上睡得特別香甜。然而礙於現實，我不可能每天只為了睡眠而散步兩小時，實屬遺憾。

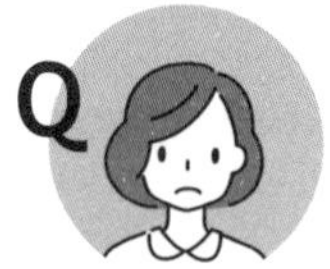

整天用智慧型手機或電腦，對睡眠會有不良影響嗎？

A

儘量配合日落的時間，減少使用頻率。

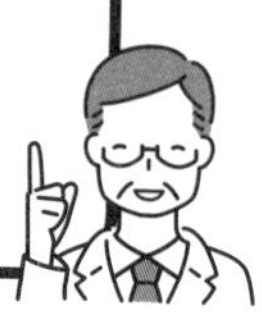

暢銷書《拯救手機腦：每天五分鐘，終結數位焦慮，找回快樂與專注力》（安德斯・韓森著、繁體中文版由究竟出版）指出，人們對智慧型手機的依賴是一種全球性的現象。他在書中也示警，智慧型手機造成大腦過度勞累，恐導致睡眠障礙，認知功能下滑。

人不僅能「看到」光線，還能「感知」光線

我在前文中解釋過，早上曬太陽，可促進幫助入睡的褪黑激素停止合成分泌，讓生理時鐘察覺「現在是早上」並進行自我調整。

對人類而言，光線不僅是一種廣義上的「可見」物質，亦是可「感知」的存在。光線穿過視網膜後，人體可透過有別於視覺細胞（錐狀細胞、桿狀細胞）的感光受體——俗稱第三隻眼（黑視素）感知，首先將光訊息向下傳輸至上頸部，再透過頸上神經節上傳至松果體。

相對於人類的松果體位在大腦中央的最底部，鳥類的松果體位在頭頂。松果體中亦存在黑視素，因此松果體具有接收光的能力。此外，鳥類的大腦中還存在類似黑視素的感光受體「松果視蛋白」（Pinopsin），幾乎可說是用整個大腦感知光的存在。舉例來說，候鳥透過這些光受器感知太陽的節律，不僅可以追隨晝夜節律，還無須發送「差不多該走囉」的邀請訊號，就能和其他候鳥夥伴在同一個季節，朝同一個方向飛行，儼然就是一個內建通曉時間和季節更迭的GPS。

智慧型手機發出的光線是醒腦之光

準確來說，智慧型手機發出的是電磁波，其中包括人眼可以感知的可見光與不可見光。可見光的波長範圍在三五〇奈米至八〇〇奈米（Nanometer；nm）之間，比四〇〇奈米短的波長稱為紫外線，超過七〇〇奈米的波長則為紅外線。藍光介於三八〇奈米至五〇〇奈米之間，特別是四七〇奈米的藍光波長會刺激黑視素……很抱歉突然上起物理課來，總之，我的重點是：智慧型手機和電腦的藍光都是接近紫外線的強光。

如今無人不曉紫外線的殺傷力。紫外線不僅會導致疲勞、老化，還可能減弱免疫力。藍光緊接在後，其影響之大，可見一斑。然而，藍光並不全然是個大惡棍，它能刺激警覺增強活動力、提振精神，釋放季節和時間開始的訊號，因此仍有其重要的功能在。只不過，當你在錯誤的時間接觸到藍光時，會產生負面影響。

利用藍光改善憂鬱症？

至於睡眠與藍光的關係，藍光會刺激警覺、抑制褪黑激素的分泌。這就是為什麼我們不應該在夜晚接觸藍光的原因，但有報告指出，藍色波長不僅會刺激警覺，還會影響情緒，具有改善憂鬱症、預防自殺等正面作用。然而，這項關於自殺的研究發表於二〇〇六年，仍有許多不明之處，但在情緒方面，目前已證實藍光不僅可改善季節性情緒失調（冬季憂鬱症），對非季節性的憂鬱症也有效。其治療方法係使用高照度光療機器，於早上在五千至一萬勒克斯的光線下照射三十分鐘至一小時。未來若將波長等影響亦納入考量，或許可以研發出更簡便的治療法。

設法讓電腦、智慧型手機隨同日落一起進入睡眠模式

太陽光是世界上最強的光，包括所有波長的光線在內，其中亦包含短波長的紫外線及長波長的紅外線。所以無論人們再如何關注藍光的影響，其影響力

都不及陽光那樣強烈。

不過，既然藍光具有警覺的作用，那就不妨讓發出藍光的智慧型手機及電腦也像太陽一樣「夕陽西下」，讓它們在夜裡進入睡眠模式，不再發出藍光。

白天使用電腦或手機，雖然能發揮其應有的作用，效果良好，但夜晚使用，反而會帶來不良影響。不過，這僅限於藍光的部分，若談及智慧型手機對睡眠的整體影響，則又是另外一回事。

我在前面提過，約有七成至八成年輕人習慣將智慧型手機擺在床頭，而未來這個比率只可能增加，不可能減少。很明顯地，睡前滑手機對睡眠和身體節律都不好。如果真的想好好睡一覺，就個人層面來看，最好的辦法還是儘量減少使用時間，使用時也應避免容易亢奮的內容。以我自己為例，我身邊有一號人物，總是傳一些令人生氣的電子郵件給我，而且常常在半夜寄送。每次我看完他的信，都會氣到睡不著覺。所以後來我決定，不在晚上看他的信。不可思議的是，我從此一夜好眠，而且隔天早上起來查看他的電子郵件，會比較不那麼氣憤。可見即使是細微的變化，也能讓一個人的睡眠獲得相當大的改善。

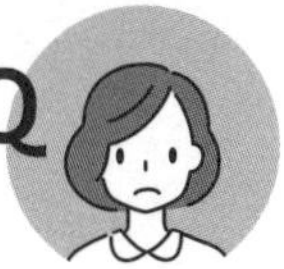

Q 哪些食物有益於睡眠？

A 不妨多吃富含胺基酸的食物。

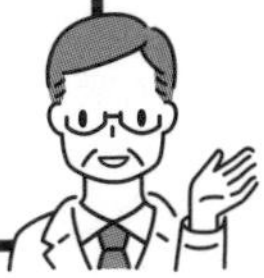

褪黑激素可以降低核心體溫，使人容易入睡，因此才會說「褪黑激素有助於睡眠」。此外，褪黑激素還具有提高免疫力的作用。

那些食物是褪黑激素的「材料」？

若基於這個前提來分析「有益睡眠的食物」，答案是「含有胺基酸成分的食物」。現在我們知道，大豆製品、乳製品、穀類中所含色胺酸為一種胺基酸，會在體內轉化為血清素，再進一步轉化成褪黑激素。

不過要提醒各位一點，並不是說「只要吃這些食物，褪黑激素就會愈來愈多」。雖然長期缺乏色胺酸及血清素恐有健康上的疑慮，但重要的條件還是生活習慣上的規律作息，晚上避免曝露在強光之下。年輕人通常可以分泌足夠的褪黑激素，所以無需額外補充保健品。與其額外補充，不如規律生活，早上充分沐浴陽光，控制生理時鐘，「在晚上確實關閉褪黑激素抑制開關，以便確保褪黑激素分泌」反而更有效。

褪黑激素也與生殖和癌症有關

褪黑激素具有抗氧化作用，據說有助於對抗老化，但隨年齡增長，分泌量會逐漸減少。到底是因為分泌量減少，所以老化？還是因為老化，所以分泌量減少？這就像「先有雞還是先有蛋？」，總之，問題不在抗氧化作用。

「所以，當我們年紀愈大，愈應該多吃大豆和乳製品嗎？」

或許有人會有這種疑惑，但人體可從食品攝取褪黑激素的量十分有限，雖然不是沒有效，但也不能指望會有巨大的差異。

褪黑激素除了調節睡眠及生理時鐘的節律，還有其他作用。許多實驗用的老鼠無法生成褪黑激素。這些無法產生褪黑激素的老鼠繁殖快速（提早進入青春期，後代也比一般早產），或許就是因為這個特質，而在偶然間被選為實驗老鼠。然而，褪黑激素並不是唯一參與睡眠及身體節律的物質，所以實驗老鼠在這方面並無特別異常。亦有報告指出，女童在服用褪黑激素後初經推遲的案例，因此褪黑激素與生殖有關，這一點無庸置疑。

研究還發現，褪黑激素亦與細胞增殖有關。在動物實驗中投予褪黑激素後，得到兩個結果：「抑制癌細胞增加」以及「致癌」。

如果是食用大豆製品或乳製品，無需特別在意，但若為了改善睡眠，額外服用褪黑激素的保健品，應了解其中各有利弊。基於這些考量，經研發而成的合成褪黑激素致效劑（柔速瑞）作用於中樞神經，或許相對安全，但兒童及懷孕婦女在服用上應特別謹慎。不過，最近日本已經核准使用褪黑激素補充劑，來改善兒童神經發展障礙導致的睡眠問題。這時採用的方法是補充療法，適用於褪黑激素分泌不足可能導致神經發展障礙或出現相關病症等情況。

草本植物是經時間驗證的「古老保健品」

在食品方面，由於「這個草本植物有助睡眠」的說法從古流傳至今，所以有時會有人問我，這些草本植物是否有證據證明。雖然並不是所有人都一定有效，但我對草本植物抱持肯定的態度。

「既然已經被人使用了數百年，就表示它一定具有某種程度的正向作用。如果一點用都沒有，或是有明顯的副作用，早在這數百年間遭人淘汰。」

所以如果符合你的喜好，不妨沖一杯洋甘菊茶或熱牛奶。

不用戒掉晚上的咖啡因

雖然咖啡因確實是一種提神物質，但晚餐後喝咖啡或喝茶喘口氣的習慣，可以讓人放鬆，所以沒有必要僅僅為了「這對睡眠不好」的理由而放棄。

包括本書在內，任何書籍及網路上充斥著各種資訊，但這絕不代表這些資訊適合每一個人。

我們並不是為了睡覺而活著，是為了活著而睡覺。

Q 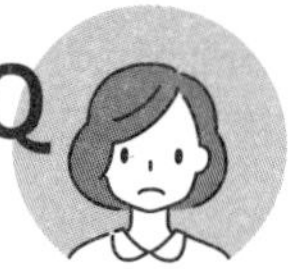

總覺得自己胃脹嚴重，睡不好。這是因為晚上喝太多、吃太飽造成的嗎？

A

亦應考慮逆流性食道炎的風險。

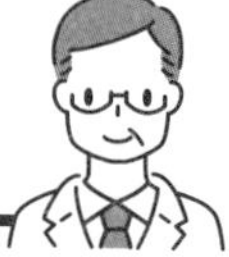

時常可以聽人訴苦，吃完飯後沒多久立刻上床睡覺，或是酒醉後倒頭大睡，隔天早上起來反而覺得睡眠不足。那麼，究竟什麼樣的晚餐，會降低睡眠品質呢？

為什麼晚上吃拉麵不利於睡眠？

為了一夜好眠，首先請避免晚上空腹。誠如前述，空腹會分泌神經傳導物質食慾素，開啟警覺開關，反而讓人睡不著，但暴飲暴食，一樣會影響睡眠品質。特別是胃酸逆流導致的逆流性食道炎，已知會明顯降低睡眠品質。

晚餐應避免油膩重鹹的食物，這些容易導致胃酸過多。例如上班族常在下班後喝一杯，最後以一碗濃郁拉麵做收尾，完全是降低睡眠品質的標準菜色。理想狀況是睡前二、三個小時應避免喝酒或進食。

最強三煞：逆流性食道炎、COVID-19、睡眠呼吸中止症候群

有一次我在某間位於拉斯維加斯近郊極寒高地的餐廳用餐，這間餐廳菜色非常鹹，但我還是勉強自己吃了不少，結果當天晚上就因胃酸逆流而睡不好。隔天早上，我發現同一地區的其他餐廳菜色也同樣偏重鹹，讓我很訝異美國竟然也有用鹽消耗量如此之大的地區。吃晚餐那一晚狀況最慘，我明明很想睡，半夜卻不時清醒。不過是一時的胃酸過多，就能讓人如此痛苦，我那時才深深體會「原因不明的失眠其實是逆流性食道炎所造成，這確實說得通。」。逆流

性食道炎在日本也是呈現上升趨勢。

此外，許多睡眠呼吸中止症候群患者患有逆流性食道炎，目前尚不清楚兩者間的因果關係。另有資料顯示，治療逆流性食道炎的胃藥（氫離子幫浦阻斷劑）會增加COVID-19的感染風險。

我想這或許是因為，抽菸、飲酒、肥胖這「最強三煞」是引發這些疾病的共通點。這就是為什麼「可以改善睡眠品質的晚餐」必須少鹽、少油，且儘量在睡覺三小時前酌量攝取。理論上，晚餐「冷食」較有利於睡眠，但不妨在不降低生活品質的前提下，享用一頓溫熱美味的晚餐，慰勞辛苦一天的自己。

Q

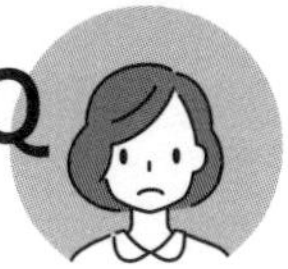

有讓人一夜好眠的寢具嗎？

A

建議使用不會悶熱與聚濕的「涼腦枕」。

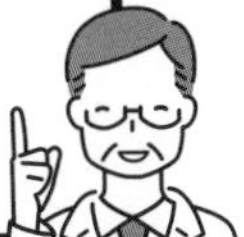

只有少數幾種方法可以降低體溫，關閉警覺開關。飲食和運動都會造成體溫上升，之後體溫雖然會下降，但考慮到消化和疲勞，難保不會對入睡帶來不良影響。一般之所以會聚焦在睡前的沐浴，也是因為沐浴是少數已被證實有益於睡眠的方法之一。有關入浴方式，已在第2堂課中說明。至於出浴後使用的寢具，為了一夜好眠，建議留意「溫度與濕度」。

既然體溫難以控制，不如調控室溫？

人的體溫並不會隨氣溫而變化，但大家都知道，舒適的室溫有助於睡眠。不少人應該都曾經體驗過，在熱帶的夜晚或極度寒冷的環境中，根本無法安然入睡。

一般而言，舒適溫度是「冬天十九℃，夏天二十五℃」，但也有個體差異。一般情況下，如果室內與外界空氣的溫差大，也會產生影響，所以我習慣將室內溫度設定在冬天二十二℃，夏天二十四℃。這是我出差住飯店時設定的溫度，在家我不會刻意這樣做。就算室溫十九℃或十八℃，雖然有點冷，我還是可以睡得很舒服。如今全球暖化問題嚴重，一個健康的個體一年三百六十五天，天天開著空調，舒舒服服地睡覺……這樣的行為是好是壞有待商榷，況且也還有瓦斯電費的問題。這部分就憑每個人自由心證。

神奇的「負壓裝置」幫助入睡！

如果無法調控室溫，這時就該善用人類偉大的發明——寢具。不過，入睡時，最重要的是體溫的變化，而不是「保持溫暖」。

「什麼樣的寢具，才能讓人一夜好眠呢？」這又是一個難以答覆的問題。

我位居的美國西岸正好坐擁矽谷，聚集了許多創業家，加上史丹佛大學又是研究重地，所以四周有許多人在研發相關產品。

我看了一些研發產品，當中也不乏我認為對失眠治療可能有效的設計，但更多的是不得要領的裝置，像是「睡前把熱水倒進床鋪這個部位，就可以泡腳，壓下拉桿安裝好之後……」，哆啦A夢如果拿出這種發明，大雄大概會發牢騷「太麻煩了，我不要！」如果每天都得這樣操作，我也不想用。

在這種優劣產品參雜的情況下，史丹佛大學生理學研究員研發出一種很有趣的手套。雖說是手套，卻是一個相對大型的裝置。手套內側裝有負壓裝置，手插進去後，裝置內部會開始抽吸並施加負壓，促進手部血管擴張。研究發現，在四肢血管呈擴張的狀態下，溫熱四肢，核心體溫會立即上升，冷卻四肢時，核心體溫則會迅速下降。這款手套是專為運動員所研發，目的是為了幫助他們舒緩運動期間和運動後的疲勞。史丹佛大學與美軍應用這項技術，共同研發出一款類似功能的靴子，目的是為了在中東沙漠作戰時，消除士兵們的疲勞。進一步的詳細內容涉及軍事機密，所以就此打住。總之，這款手套及靴子可以調控核心體溫，所以對入睡應該也很有幫助，但每當有人提出這類問題，研發人員總是回答：「入睡時的穿脫及開機關機等複雜操作，反而會妨礙入睡。」我完全同意他的意見。

最簡單的方法，就是挑對「枕頭」

我們很難靠寢具來調控體溫，不過入睡時，皮膚會散熱，促使體溫下降，所以盡可能挑選透氣佳、不悶熱的寢具。尤其日本夏天悶熱潮濕，所以請多利用透氣良好的寢具，幫助散熱。

最簡便又能期待效果的產品就是枕頭。雖然枕頭的軟硬及高度有所謂的個人喜好，**但為了避免睡眠呼吸中止，建議選擇不會造成呼吸道彎曲阻塞的枕頭**。枕頭太高，容易導致呼吸道彎曲阻塞；而枕頭太低，雖然可確保呼吸道通暢，但頸部不自然的伸展，可能造成後腦勺疼痛、頭部沉重、肩胛骨四周僵硬等問題。

此外，大腦溫度也會與核心體溫連動產生變化，這件事似乎較鮮為人知。也就是說，入睡時我們也必須設法降低頭部的溫度。不僅核心體溫，如果大腦溫度也降低，一般來說會更容易入睡，更順利進入「黃金熟眠九十分鐘」，但目前我還沒發現有以此為重點研發的枕頭。

有時我也會在炎熱的晚上使用冷卻劑製成的枕頭，但溫差太極端。就這點來看，透氣性佳的枕頭，涼爽適中，也不會聚熱。若是以吸濕排汗材質製造，還兼具放熱效果，不會因汗水的濕氣而感覺不適。所以建議挑選一個「高度不會太高，也不會悶聚熱氣與濕氣的枕頭」。

我擔任研究顧問的日本BRAIN SLEEP公司也有販售各種助眠寢具，包括透氣性佳，可使頭部涼爽的安眠枕「BRAIN SLEEP Pillow」。這款安眠枕是以集結各種有助於「黃金熟眠九十分鐘」的技術研發而成，或許亦可列入參考選項之一。

Q

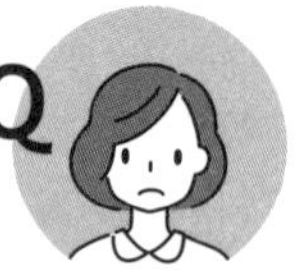

疫情爆發後長時間待在家中，打亂生活步調怎麼辦？

A

建議在固定時間就寢與起床。

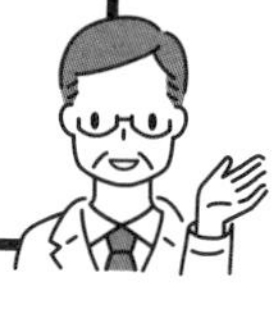

根據一項萬人網路調查結果顯示，二〇二〇年日本人平均睡眠時間為六小時又二十七分鐘。時至二〇二二年，平均為六小時又四十八分鐘，也就是多了二十一分鐘（日本BRAIN SLEEP公司調查）。

雖然比較不同調查的睡眠時間意義不大，但OECD會員國的平均睡眠時間為八小時又二十五分鐘，所以相形之下，日本人依舊具有睡眠負債的問題，但也確實有所改善。其背後原因推測是受COVID-19影響，居家辦公比例增加

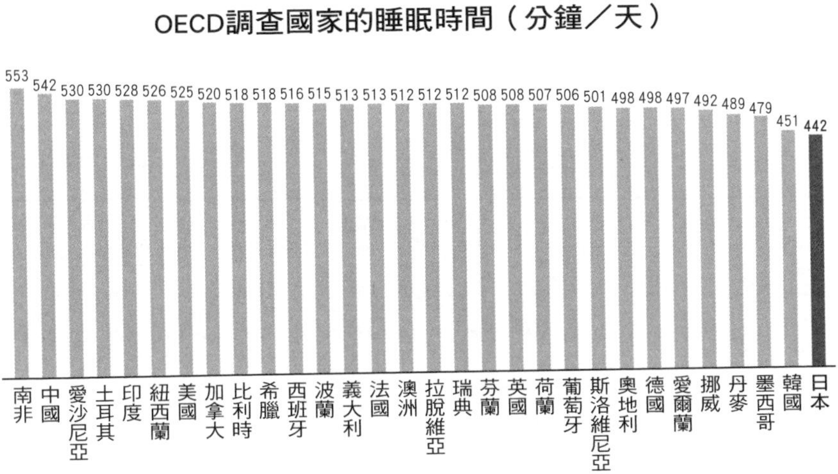

難堪的是，日本竟超越韓國再次墊底

根據OECD：2018年數據製成

所致。如果不用通勤，多出的時間亦可用來補充睡眠。

遠距工作破壞生活節奏？

同一項調查還發現，後來轉為遠距工作的人群中，愈來愈多人的生活模式往後推延，變成「夜貓子」，而且生活節奏和睡眠節奏被打亂，睡眠品質也有所降低。

此次調查中，亦根據多個指標，針對睡眠品質進行問卷調查。耐人尋味的是，回答睡眠品質下降最嚴重的是「每週居家辦公一到兩次」的人。「幾乎每天居家辦公」

和「從未居家辦公」的人，睡眠品質並未顯著下降。另外，「一天居家辦公，一天在公司上班，每天生活節奏都不一樣」的人，回答自己的睡眠品質很差。

也就是說，並不是遠距工作本身打亂了生活節奏，而是因為生活節奏變得不固定，導致睡眠品質降低。因為疫情肆虐而蟄伏在家，打亂生活步調的人，或許也是同樣的情況。

固定就寢和起床時間

今後隨著疫苗及口服藥物的普及，COVID-19的流行勢必會逐漸消退，或變成類似流行性感冒的威脅。不過，既然已經導入遠距工作，想必也不會就此全然消失。如此一來，很可能導致愈來愈多人採取「一天公司、一天居家辦公」的工作模式，這反而最容易打亂生活節奏。

此外，有些人好不容易從工作退休，或孩子都長大成人，心想「從今天開始我自由了」！但這種不受拘束的日子，也同樣充斥著打亂生活節奏的危險。

這種節奏變化所帶來的痛苦，與輪班人員的睡眠及健康問題有著很大的關係。

如果能自己決定時間，最理想的莫過於**堅守固定的就寢和起床時間**。因為忙碌而時常在不同時間就寢的人，起碼應該在固定時間起床，維持一定的節奏，但如果有餘裕，建議儘量兩者都固定時間。

有些「職業」會讓睡眠品質變差！

日本BRAIN SLEEP公司調查發現，生活不規律且睡眠品質差的職業，第一名為建築業，其次是司機。年輕創業者也很難確保睡眠時間，大眾媒體、貿易公司等也是生活不規律的高風險族群。

長途客運司機或貨車司機等職業司機時常必須在夜間行駛，導致生活日夜顛倒，而可能造成殃及乘客或其他人的重大事故。

許多年輕創業者也常為了工作熬夜，仰仗年輕、有體力，還有滿腔熱血，太多事情要做，所以時常付出過多的努力，但長遠來看，「不眠不休努力工作」的模式非常危險。通往成功的道路，以及成功後的道路，都相當漫長。犧牲睡眠，有時反而會讓你無法堅持下去。有趣的是，相較之下，許多年長的企業家都擁有良好的睡眠。究竟是他們在年輕時剝削睡眠時間，努力工作取得成功後，穩定下來而成為一名企業家？還是從年輕時確保睡眠時間的人，才能獲得成功？這是一個相當值得玩味的問題。

人的體溫有一個堅不可破的規律：白天溫度高，晚上溫度低。「日本人去舊金山時，會有十七小時的時差（若以二十四小時為基準，實際上必須反過來向前調整七個小時），雖然比較辛苦，但必須強迫自己在當地的早上時間起床，依照當地的時間用餐，這是使自己的「生理節律」跟上「當地節律」的最好方法。」——雖然大家都這樣講，但無論你再怎麼努力調整，**每天也頂多只能調整一小時左右**。而且正如我在前文所提，要我們把時間往前推進（提早起床），會比延遲（晚起床）更痛苦，更難以適應。對生物而言，晝夜顛倒的生活，意味著違背與生俱來的生理節律，睡眠品質自然會變差。

輪班人員的苦惱

汽車等製造業經常採取兩週一輪的日夜輪班制。員工好不容易經過兩週的努力，調整成夜班工作的節律，接著便被迫反過來調整成日班節律，如此不斷反覆這樣的生活。

有時航空公司或製造商會向我徵求有關輪班制的建議，我藉機與產業醫師交換意見，也參觀了不少公司後發現，在一個具有時差的職場工作，或必須日夜班輪流工作的模式，對人體負擔非常大。儘管如此，我們也不可能強人所難地要求醫護人員或在工廠日夜輪班的員工：「生活要有規律」。

本身的生理時鐘紊亂，稱為「體內同步化失調」，時常發生在航空公司的機組人員或輪班人員身上。原本，體內同步化失調意指在同一個生物體內，自然出現的各種不同週期的晝夜節律，其相反詞則為「體外同步化失調」。時差症候群或輪班人員的同步化失調，一般是套用體外同步化失調這個名詞，但時差症候群及輪班人員於再同步的過程中，有時也會出現體內同步化失調的情形。在此為避免混亂，僅稱為「生理週期的同步化失調」。

總之，未來我希望能與睡眠專家以及生理週期的專家合作，找出對身體負擔最小的輪班模式。例如，透過數學方式計算體溫節律與實際生活節律的偏差，可以算出一個人一天同步化失調的比例，當然也能算出當月或該年度同步化失調的總量，以及每年及每月的平均同步化失調量，分數最高的人將成為MPP（Most Pitiful Player：最慘選手）而不是MVP，因為他的健康風險及效率損失最大。如果我們可以在各種可能的輪班條件下，模擬上述整年同步化失調量，就有機會提出可以實現的理想輪班制。只要我們睡眠研究員、生物壽命學（Chronobiology）專家與數學家攜手合作，以現在技術，這並不是太困難的計畫。若能實際執行我們推薦的輪班模式，還能驗證工作效率是否提升，健康危害是否確實減少。資方不做這些努力，而將現有的輪班制強加於員工身上，令人深感遺憾。

輪班人員礙於現實，即使想調節生活節奏也無能為力，所以輪班人員以外的人，如果幸運地擁有一份日夜沒有顛倒的工作，應盡可能在固定時間起床、就寢，善加利用生理時鐘最大的功效，提高睡眠品質。

日照時間或月亮的陰晴圓缺，對野生動物的睡眠、日夜節律和繁殖都有著重大影響。毫無疑問的，緯度、海拔、季節等也影響著人類的基本生理機制。本書中已多次提及北歐人容易有季節性情緒失調（冬季憂鬱症）。如今我們所處環境已成為一個不眠不休的二十四小時社會，冷暖氣的使用，讓人們愈來愈感受不到晝夜區別和四季變化，但我相信每個人都一定體會過「春眠不覺曉」的感慨。人說每到季節更迭，總會昏昏欲睡，但我們不會感受到「秋眠」。說不定，這是因為春天開始變暖，我們的自律神經也逐漸由副交感神經占主導地位。而且三寒四暖（譯注：連續三天的酷寒後必有四天的溫暖，常發生在冬天或早春，主要是大陸高氣壓變強和削弱的反複週期大約七天而形成的氣候現象）的日子，總讓人們期待春風吹拂的到來。

第6堂課

課堂主題：「兒童與家人的睡眠」

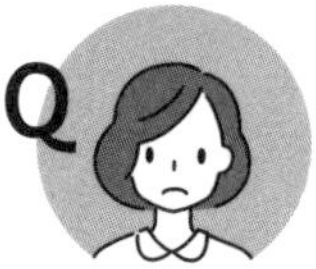

Q

兒童睡眠不足，會影響學業成績嗎？

A

不僅影響學力，還會阻礙大腦發育。

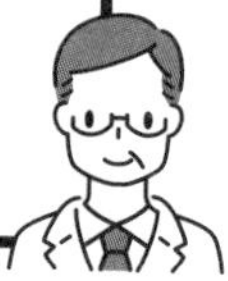

在前五堂課，我們的主題都集中在個人睡眠。接下來的最後一堂課，讓我們一起討論家人的睡眠。

我在前文中提及：「如果有睡眠煩惱，應該與同齡層的人比較，而不是回想年輕時的自己」，睡眠會隨著年齡增長而改變。

所以接下來，我將為「自己沒有睡眠煩惱，但擔心家人狀況」的學員，分別就兒童、準考生、有睡眠問題的中年伴侶、年邁長輩等面向講解重點。

日本兒童的睡眠負債世界第一

日本人的睡眠時間少，排名世界第一，就連兒童也擺脫不了墊底的情況。大概是受父母生活的影響，使他們成為「不眠家庭」。

睡眠負債所造成的問題，也同樣會出現在兒童身上。

○白天容易睏倦
○變得暴躁易怒
○上課坐不住，聽不懂老師上課內容
○對人事物缺乏興致，無精打采
○出現疲勞等身體病狀

這種情況，顯然會干擾學習效果。但除了學業成績，還可能對健康的大腦與身體發育帶來負面影響。

兒童需要多少睡眠？

實驗常用的天竺鼠一出生就有牙齒，眼睛也能視物，大腦發育程度與成鼠相當，所以在睡眠時間上，天竺鼠的幼鼠與成鼠大致相同。

嬰兒誕生時，目不可視、尚未長牙、也無法行走，處於一種發展不完全的狀態，所以一直在睡覺，而且新生兒的睡眠大多是快速動眼期睡眠。為什麼嬰兒總是在睡覺？——一般認為，這是因為大腦發育和睡眠有關，目前尤以快速動眼期睡眠與大腦發育關係密切的假設最為有力。天竺鼠幼鼠的快速動眼期睡眠量與成鼠相同的事實，也支持上述假設。

日本BRAIN SLEEP公司與ＮＴＴ東日本電信公司合作，針對擁有三歲至九歲兒童的家長進行實際睡眠問卷調查，樣本總計五千七百七十四名。一般認為，三歲至五歲兒童的理想睡眠時間為十到十三・五個鐘頭，六歲至九歲為九至十一個鐘頭。儘管俗話說「愛睡覺的孩子長得快」是個事實，但調查結果顯示，日本所有年齡層的兒童睡眠都比世界標準少了大約一小時。

家長阻礙了孩子的「大腦發育」？

該調查顯示，睡眠負債最嚴重的是五、六歲兒童，比理想睡眠時間少了一個半小時，甚至快兩個小時。這或許是因為他們即將上小學，大腦為了能夠連續清醒十四至十六個小時而做的準備。

即使大腦變得可以長時間保持清醒，但其發育尚未完成。雖說依測定的功能而異，不過人類大多在八歲至十二歲之間慢慢進入成人模式，十二歲左右睡眠情況才與成人相當，所以他們仍舊需要大量的睡眠。然而，如果**家長習慣晚睡的生活，他們的孩子也會受到影響**。那些不經意地笑說「我們家的孩子是夜貓子」的父母，很可能正在阻礙自家孩子的大腦發育而不自覺。

此外，由於晚上睡覺時間比理想晚約五十分鐘，所以早上也乾脆晚幾分鐘起床。然而這種方式並無法及時消除睡眠不足的問題，週末特別晚起正是睡眠負債的徵兆。這種情況，大概是受父母工作等因素影響。

家長睡眠習慣混亂，孩子的睡眠習慣也會被打亂。據統計，這樣的孩子更容易缺課，而且經常感冒、頭痛。所以為了孩子的成長，大人必須了解兒童睡眠的重要性，根據他們的年齡，採取適當的睡眠教育。

唯有父母意識到「睡眠的重要」，才能遏止兒童睡眠不足的趨勢。

改善兒童睡眠，可減少「拒絕上學」的現象！

「唯有大家齊心協力，才能減少兒童的睡眠負債！」日本大阪堺市教育委員會如此宣導，並實際採取了行動。近年來在教育委員會木田哲生教師的領導下，學校開始針對有熬夜習慣的學童進行睡眠教育（簡稱眠育），不僅學童的睡眠時間增加，也減少了拒絕上學的情況。校方對所有監護人發送電子郵件宣導，實施「早睡日」，鼓勵孩子早睡的活動也博得了廣大的關注。此外，由於許多家庭人口眾多，家中可能同時有孩童個別就讀國小、國中及高中，因此教育委員會決議統一在幼稚園、小學、中學、高中同步推廣睡眠教育，也是眠育的一大特徵。堺市仍有部分學區未實施眠育，因此在取得這些學區「拒絕上學」的人數統計，比較四年來的時間序列數據後發現，「拒絕上學」的情況在眠育實施後減少約三成，具有統計學上的顯著差異。不少家長沒有察覺自家孩子早上睏睡、活動力差、學習情況不佳，因為這些生活節律往後推延的學童回家後反而比一般學童更有活力。早上爬不起來的情況如果惡化，很可能演變成逃學。所以老師與家長之間的聯繫非常重要，不僅要關注成績，也需要留意學生的睡眠和生活節奏。

時至今日，兒童的睡眠可說是必須仰賴地方、學校和家長攜手合作解決的重要課題。

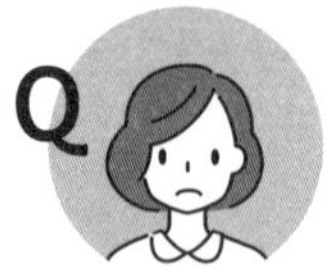

老師說孩子經常上課打瞌睡，但他晚上都準時睡覺，我該怎麼辦？

A

建議確認孩子的睡眠品質。

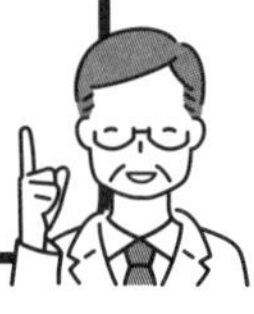

人們常以為，相較於成人，兒童的睡眠只要重「量」，自然能確保品質，但仍有家長傷透腦筋：「我家小孩晚上九點睡，早上七點起床，但在家長會上，老師跟我說他上課都在打瞌睡。」即使睡眠量充足，孩子的睡眠品質也不見得好。

睡眠呼吸中止症候群可能導致兒童長不高？

白天時常打瞌睡的兒童罹患嗜睡症的情況相當罕見。猝睡症確實會出現在兒童身上，但比例是二千分之一。除猝睡症以外，原發性嗜睡症也是大腦疾病之一，發病率為猝睡症的十分之一，因此兒童異常打瞌睡最可疑的原因，可能是小兒睡眠呼吸中止症。

小兒睡眠呼吸中止症，中度或重度病症的盛行率為三・五％，高於成人女性的二％，且受扁桃腺肥大等影響。除打瞌睡、白天睏倦、注意力不集中以外，重症時甚至會出現身高發育遲緩等現象。

扁桃腺手術大多可改善兒童的睡眠呼吸中止症，且許多報告指出，兒童手術後，身高有所增加。

其他還有從小練習口腔運動、電療、同時從口呼吸改用鼻子呼吸等方法也有望改善。日本睡眠研究學會也有少數專門研究小兒睡眠的睡眠專科醫師，如果前往睡眠專科醫院就診（譯注：臺灣可前往各大醫院睡眠中心），也有機會轉介至小兒科。

此外，最近也有專門針對小兒睡眠進行研究與治療的牙科醫師，如日本鹿兒島大學佐藤秀夫醫師。誠心建議前往專科醫院檢查。

國中生疑似罹患猝睡症

日本由於住宅條件與習慣，父母和小孩經常睡在同一個房間。

有人說應該模仿歐美，讓孩子一個人睡，不過親子同房的好處是父母比較容易掌握孩童的睡眠品質。美國人習慣從小訓練孩子自己睡，因此即使孩子呼吸中止，努力呼吸（因呼吸道受阻無法呼吸，使得胸部明顯上下起伏）導致胸腔變形像漏斗狀的嚴重症狀，家長也可能無法察覺孩子呼吸中止的情況。

不久前，日本有一名國中生因上課時發生瞌睡的情況過於嚴重，而被懷疑患有猝睡症。

他的確出現了類似猝睡症的症狀，白天出現強烈睏睡後快速入睡，且入睡後也立即出現猝睡症特徵之一的快速動眼期睡眠，然而他身上並未觀察到猝睡症特有的猝倒症狀，也就是患者一陣興奮後，肌肉會突然失去力量。

為了進一步詳細檢查，安排他住院，不巧當時只有多人一間的普通病房有床位。住院後大家才發現，這名國中生晚上不睡覺，都在熬夜打電動。沒錯，如你所見，他白天睏睡完全是熬夜打電動所造成！家人完全沒有發現他每晚都在打電動，如果他在住院期間住單人房，這個情況也很可能會被忽略。

雖然這名國中生的情況可透過改善生活習慣而治癒，但難就難在「改善生活習慣」。**即使孩子已經上了國中，建議家長也不要完全採取放任主義，適時給予關心，一起面對問題。**

兒童的醒覺混淆大多為良性且短暫的症狀

如果孩子時常在學校打瞌睡，建議觀察他晚上睡覺的情況。如果覺得錄影的做法太過分，偶爾去房間查看狀況也好。

兒童常見的睡眠問題，如夜尿症、醒覺混淆、說夢話、突然驚聲尖叫的夜驚症等，統稱為「異睡症」（Parasomnia）。

儘管目前尚未全面了解，但兒童的睡眠問題大多為良性，是大腦發育過程中經常出現的症狀，通常會慢慢改善，無須過度擔憂。睡眠涉及許多大腦區域，比如在快速動眼期睡眠，會出現全身無力的生理現象，這部分的調節係由大腦底部進行。睡眠的記錄主要在大腦進行，且睡眠深度會隨著大腦皮質神經活動是否同步而產生變化。例如，在快速動眼期和非快速動眼期間，肌肉張力如果沒有下降，當事人在睡眠中可能會出現說夢話、受驚或夢遊等現象。

或許是因為大腦在發育階段，每個部位的成長速度各有不同，因而出現失調。這種失調現象在大腦充分發育後便會自然消失，因此除非是症狀突然出現或症狀加重，否則兒童的異睡症一般來說無須過度擔心。

父母必須對孩子的睡眠品質負責，但重要的是從容面對，不要過度敏感。

給家長的建議：關於兒童睡眠

我經常被問及嬰兒與母親的睡眠問題，不過通常我的建議會隨嬰兒的年齡而異，也會針對母親是否有工作，以及從事何種行業，給予不同的意見。礙於

篇幅，我無法進一步詳談，所以在此容我介紹一本我參與監修的書籍《媽媽與寶寶的熟睡建議》（愛波文著，中文書名為直譯，原書名為：ママと赤ちゃんのぐっすり本），書中也有這方面的討論，歡迎參閱。

此外，我也收到許多考生家長詢問。以前人堅信「四當五落」，意思是考生必須犧牲睡眠時間，努力念書，睡四個小時的人才會考上，睡五個小時會名落孫山，但這個說法在今日受到嚴重質疑。臨時抱佛腳地死背，不會讓人真正學到東西。近年來的考試，愈來愈多考題要求學生運用熟記的知識進行思維辯證。在這種趨勢下，削減睡眠時間，死記硬背的學習方式會有多大意義，令人質疑。誠如本書開頭所提，在科學上，睡眠對記憶的鞏固也十分重要。

小孩早上爬不起來，應該讓他繼續睡嗎？

如果情況很極端，建議最好找出問題所在。睡眠呼吸中止症候群等睡眠障礙、打電動或不適當的睡眠習慣導致睡眠不足、夜貓子的生活習慣等，都會讓兒童早上難以清醒。首要是找出真正原因，才能根據「病因」，對症下藥。

Q

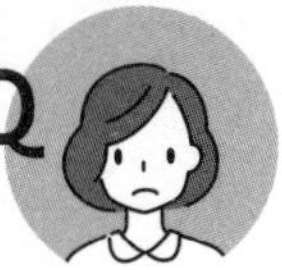

年邁父母有時會半睡半醒，神智不清。這是失智症的初始症狀嗎？

A

高齡者出現說夢話、醒覺混淆等症狀，是黃色警訊。

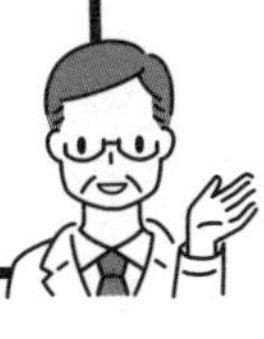

如果當你在閱讀本書時，覺得「自己正在不斷老化」，我能提供的處方只有一句話：「不要太擔心」。

雖然我在書中介紹了許多有效的建議，諸如沐浴晨光、營養早餐、運動等，但隨著年齡增長，睡眠品質其實不會有顯著的改善。放寬心，不過度敏感地接受事實，也是維持健康的不二法門。

然而，年邁的雙親在不自覺的情況下做出奇怪舉動時，家人也必須有所警覺，適時提供協助。無論你是否與父母同住，你都應該要了解他們大概的睡眠模式。

○就寢與起床的時間
○睡眠時長
○使用何種寢具

這些是最基本的了解。睡眠是大腦與身體健康的參考指標。

高齡者的醒覺混淆潛藏著失智症風險

家中如果有長者，建議架設錄影機或監視器。相較於兒童，我個人更推薦用智慧型手機等錄影方式，來拍攝年邁父母睡眠中的模樣。

我在前文中提過，兒童的醒覺混淆現象無需太過擔心，但成人的醒覺混淆屬於一種快速動眼期睡眠行為障礙，是異睡症的一種，也就是在快速動眼期間，大腦的運動皮質變得和清醒時一樣活躍。

人在快速動眼期，經常會做夢。假設你夢見自己在跑步，對一個健康個體來說，腦幹會發出抑制的指令「這是夢，不要動」，所以即使夢中的你正在全力奔跑，肌肉仍處於放鬆狀態，身體安然地躺在被窩中。

然而，快速動眼期睡眠行為障礙的患者接收不到抑制的指令。如果夢到在跑步，患者會起身跑步；如果他夢見在打拳擊，雙手也會連續出拳。美國甚至曾發生過和夢境一樣，把配偶活活打死的事故。

這是一種惡性疾病，時常伴隨腦部退化性疾病出現，而且會持續漸進是其可怖之處。快速動眼期睡眠行為障礙常見於高齡者，帕金森氏症患者、路易氏體失智症患者也可能罹患該病症。

不睡覺會增加罹患阿茲海默症的風險

在睡眠期間，大腦會排出腦中廢物。雖然大腦在清醒時也會不斷清理廢物，但經研究發現，睡眠時處理的廢物比清醒時多四到十倍。

誠如前文，現在普遍認為阿茲海默型失智症是因為使用過的β－類澱粉蛋白未被清除，在大腦中堆積形成斑塊所造成。類澱粉蛋白是一種原本就存在於大腦中的蛋白質，負責修復細胞等功能。使用過的類澱粉蛋白若能獲得妥善處理，自然不會有問題，但當未處理的類澱粉蛋白不斷增加，容易凝聚形成斑塊，沉積於腦中，這就是所謂的「老人斑」。

其中又以β－類澱粉蛋白最容易凝聚，且其分泌有一定的規律。正常情況下，β－類澱粉蛋白在白天分泌量會增加，並在晚上減少。然而，在我們的實驗中，一、兩天沒睡覺的老鼠，β－類澱粉蛋白不分晝夜都維持著高分泌量。兩、三天沒睡覺的老鼠，在睡過一覺後，分泌量會恢復正常，但如果連續三週每天只睡四小時，老鼠腦中的β－類澱粉蛋白便會保持沉積的狀態，最終大腦布滿老人斑。同樣的情況也可能發生在人類身上，這是一個長期的變化，**所以也有可能會在四十歲左右開始。**

這也是一種年齡增長的自然退化

考慮到這些危險性，我們應該要多關注高齡者的睡眠，但同時也請不要過度擔心。

高齡者有時會錯認或說些不著邊際的話，你或許會擔心他是否罹患失智症，但這是一種自然現象，而且許多時候那只是短暫的現象，不妨暫且視為「他可能誤會了」的情況，內心有底，以長遠的角度多加觀察。如果狀況愈來愈嚴重，確實是問題，但如果只是偶爾說些奇怪的話，仍在可接受的範圍內。

Q

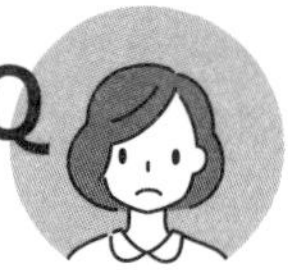

年邁父母太早起床，令人困擾怎麼辦？

A

容我分享改變老化與睡眠的最新資訊。

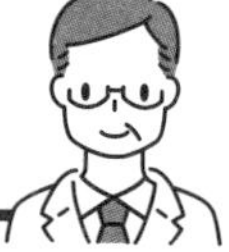

「同住的父母天剛亮就開始走動」、「老家的爸媽時常一大早就打電話給我」……。對現代人來說，疲憊的身心，累積了滿滿的睡眠負債，還得應付父母的「早安問候」，實在傷透腦筋。

但這些都是無可避免的事情。我在前文中提過，我們的生理時鐘容易向後推延，但高齡者的生理時鐘卻經常往前推移，而這多半是他們早晨愈來愈常早起的原因。

但未來，我們或許可以不必再為了「這是不可避免的情況」而強迫自己放棄改善的機會。

利用長壽基因減緩老化？

Sirtuins（SIRTs）是一群高度保守的菸醯胺腺嘌呤二核苷酸（NAD＋），依賴賴氨酸修飾酶的家族，為參與DNA損傷修復的基因組合，目前發現有七種同源基因，而其相關基因於日文中統稱譯為「長壽基因」（譯注：為了與「長壽基因」的名稱有所區別，以下「Sirtuin相關基因」簡稱為SIRT基因）。

研究員發現，老鼠體內製造SIRT基因中有一者遭到破壞時，壽命較短，因此研究員推斷「沒有SIRT基因，可能無法長壽」，因而命名為長壽基因。但SIRT基因的功效，一般認為是可防止年齡方面的變化，而非延長壽命，所以我個人對「長壽基因」的名稱仍抱著存疑的態度……。總之，我想這大概是日本特有的稱呼（譯注：臺灣通常也稱為長壽基因）。

總而言之，ＳＩＲＴ基因有些散布在大腦的特定區域，而且部分刺激ＳＩＲＴ基因活化的酵素，會影響時鐘基因的增減，因此研究員認為，某種ＳＩＲＴ基因可能會影響生理時鐘的節律。「如果ＳＩＲＴ基因與隨年齡增長而向前推移的生理時鐘有關，是否能藉其矯正偏移的生理時鐘？」——研究員抱著這個疑問，開始著手這項深遠的長期研究。

這群ＳＩＲＴ基因表現受到抑制的老鼠，身體節律變得相當快，甚至比高齡者更早起床，四處活動。即使沒有完全抑制基因表現，而是模擬隨年齡增長而減少的方式將基因表現減少到一半左右，老鼠早起的情況依舊十分顯著。如果這些現象是由ＳＩＲＴ基因減少所引起，且可透過刺激ＳＩＲＴ基因活化來治療，未來或許可利用輔助參與生理時鐘的ＳＩＲＴ基因功能的藥物或保健品，來改善早起情況。高齡者是使用安眠藥的主要族群，如果上述的可能性不僅能改善老年人目前只能仰賴安眠藥的睡眠問題，還能延緩老化速度的話，這將是一個突破性的好消息。

總睡眠時間、非快速動眼期睡眠、快速動眼期睡眠隨年齡增長的變化

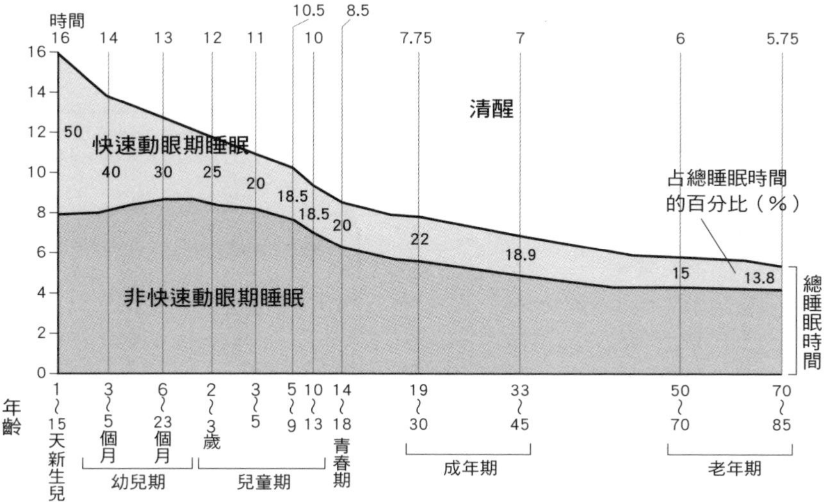

Roffwarg, H.P., J.N. Muzio, and W.C. Dement, *Ontogenetic development of the Human Sleep-Dream Cycle*. Science, 1966. 152(3722): p. 604-19.

愛睡覺的孩子長得快，睡好覺的大腦發育好

嬰幼兒之所以總是在睡覺，因為他們的大腦正在發育。父母好不容易哄寶寶入睡，正要喘口氣休息時，寶寶卻突然驚醒大哭，這種嬰幼兒在睡眠期間夜哭的症狀，稱為夜驚症。雖說是「症狀」，但大多是良性現象，會隨著成長而自然消失。夜哭發生在淺眠階段，因此通常可透過擁抱或輕拍來緩解，然而夜驚症多出現在深層睡眠，所以無論父母如何努力呼喚，嬰幼兒都不太

會有所回應。此外，當孩子年齡再大一點，可能會邊哭邊走動，出現夢遊的症狀。請把這當作是大腦在發育階段，某個區域暫時失衡，導致大腦被喚醒的現象。如果是這種情況，大腦發育完成後，症狀自然會消失。

大腦會在快速動眼期再生？

大腦在發育時，會接收刺激而形成神經迴路，並在快速動眼期睡眠中，去除過程中產生的不必要的物質。既然快速動眼期睡眠涉及大腦發育，或許也與大腦可塑性有關，因此最近研究員開始重新評估快速動眼期睡眠的作用。

二、三十年前，科學家普遍認為「大腦神經細胞一旦分化，就不會重新分裂或再生」。然而最近的研究發現，年輕人的海馬迴會不斷製造新的神經細胞，且在某種程度上持續到成年階段。

大腦中因腦中風而受損的神經細胞不會再生，但其周圍剩餘的細胞會改變路線，重新連結，以補償失去的功能。這些活動涉及神經復健，而快速動眼期睡眠在該復健中扮演著重要角色。

換言之，淺層的快速動眼期睡眠，是成年後讓大腦可塑性發揮最大功效的關鍵。「黃金熟眠九十分鐘」對於支撐當下的生活非常重要，而快速動眼期睡眠則可能創造我們的「未來」。

史丹佛大學近期的一項研究顯示，短暫的快速動眼期睡眠會縮短壽命。然而，這項結果涉及有無睡眠障礙等諸多因素，且存在不知是因是果的疑點，因此現階段我們只能總結：快速動眼期睡眠對成人來說也非常重要。

確保深層的非快速動眼期睡眠與做夢的快速動眼期睡眠都正常運行，保持張持有度的規律，關鍵在於生活習慣，而生活習慣可以靠你我的力量來改變。我認為這對超高齡化社會的日本來說，是一個充滿希望的事實。

Q

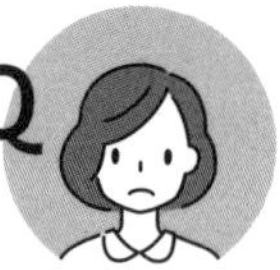

先生鼾聲如雷，我好怕他罹患睡眠呼吸中止症候群？

A

現在可以立即對症治療。

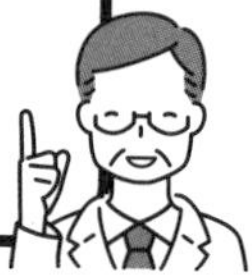

「我先生有時會在睡夢中出現呼吸中止的狀況，我好怕他會因為睡眠呼吸中止症而猝死！」

我時常會收到這類的諮詢，在大多情況下，剛開始最令人擔心的是「打鼾」。打鼾本身並不是呼吸中止，但睡覺會打鼾的人，確實是睡眠呼吸中止症候群的潛在患者。

如果對方打鼾太吵，不妨「撫摸他」

男性和女性同樣都有罹患睡眠呼吸中止症候群的風險，如果伴侶打鼾，不妨嘗試以下方法。

○讓對方橫躺
○輕撫背部

光是這兩個步驟，就能大幅改善打鼾的情況。不過如果太過用力，可能會吵醒對方，請儘量溫柔以待。不要生氣地怒罵對方「吵死了！」，造成夫妻吵架，而且吵完後再次入睡，他還是會繼續打鼾。

如果睡覺經常輾轉反側，可能患有睡眠呼吸中止症候群

睡眠呼吸中止症候群除了打鼾以外，還有其他徵兆。如果睡覺時常翻來覆去，有可能是呼吸不順所造成。

不過，神經或血管受壓迫，也可能造成翻身，個體差異很大，不能一概而論。有的人一個晚上翻來覆去幾十次，也沒什麼大問題。

順帶一提，人們常問：「趴睡與仰睡，哪種睡姿對睡眠最好？」但其實只要方便入睡，任何睡姿都可以。不過，趴睡會增加嬰兒猝死的風險，稱為嬰兒猝死症。嬰兒猝死症好發在一歲以下嬰兒，尤其月齡二個月至六個月大嬰兒風險最高。日本每年大約有一百五十例，發生頻率不高，但猝死發生時通常沒有任何徵兆，因此一歲以下嬰兒的趴睡應謹慎小心。

成人的趴睡純屬喜好問題，應該不至於有什麼風險。睡姿確實有可能造成打鼾或呼吸中止，但這方面還需從個人喜好及睡眠情況來觀察。

如果習慣用口呼吸，建議使用保濕口罩，減少感染風險

前文曾提及，睡眠呼吸中止症候群患者感染COVID-19的風險較高，其中一個原因是「口呼吸」。如果身體因睡眠品質不良，導致免疫力下降，口呼吸

會造成口腔低溫且乾燥，增加病毒的繁殖，而且乾燥的黏膜更容易受到感染。

不僅限於COVID-19病毒，病毒和細菌入侵身體，通常會被多次阻擋。透過鼻子呼吸，鼻腔會獲得適度的保濕和保溫，所以首先病毒和細菌會被鼻黏膜阻擋，再來是扁桃腺的阻隔，最終免疫反應會消滅那些入侵身體的外來病毒和細菌。

然而如果用口呼吸，這個機制將無法發揮作用。許多因素諸如肥胖、高血壓，都可能導致COVID-19感染，明顯以口呼吸的人，最簡易的症狀治療就是配戴保濕口罩。

最近我有機會搭乘JAL商務艙，我很感激他們分發市售附保濕功能的口罩，認為他們的防疫措施非常「與時俱進」。

有些人可能會想「每天戴口罩都快煩死了，連睡覺也不放過嗎？」，但乾燥確實是病毒增殖的溫床。市售的保濕口罩也好，或可在布口罩夾一層沾濕的紗布，建議在不妨礙呼吸的前提下，運用一些巧思加強防疫。

磨牙是因為肌肉放鬆不平均

同寢室的人睡覺打鼾確實讓人在意，磨牙的聲響卻也出乎意外的大聲。嚴重的磨牙還可能造成齒裂，不妨請牙醫師訂製一套護齒牙套，藉此可以立即判斷牙齒的損傷程度。

肌肉在睡眠期間會放鬆無力，但用力磨牙的人無法放鬆肌肉，因為咀嚼肌興奮，而啟動磨牙的動作。

年輕人磨牙，大多是壓力造成的短暫現象，通常會自然痊癒，但如果從年輕就開始磨牙，之後也未見改善，可能會變成一種習慣。雖然不用太過在意，但如果牙齒因而受損，建議還是尋求專科牙醫師的意見。磨牙也是一種睡眠障礙，睡眠專科醫師也能診斷治療，另外也有鑽研睡眠的牙科醫師，大阪大學加藤隆史教授就是全球為數不多的磨牙專家之一。

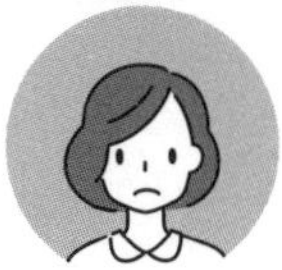

太太經常說夢話，我好好奇她到底夢見什麼？

A

也許有一天你也會做同樣的夢。

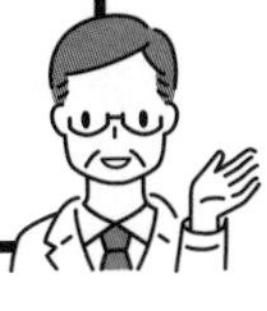

說夢話也是一種異睡症。這種情況和高齡者相同，可能潛藏著大腦問題，但如果沒有明顯的症狀變化，便無需太過擔心。非快速動眼期和快速動眼期都可能會說夢話，不過在非快速動眼期出現次數更頻繁。

雖說如此，但如果在你突然醒來或還沒入睡時，發現枕邊人邊睡邊說話，還是會很在意。

「太太睡在我旁邊，一直在講話，害我以為她醒了。」

「我先生他邊睡邊笑，感覺好詭異。他到底夢見什麼？」說不定你曾經跟朋友分享過這類情況。

說夢話也可能是壓力造成

如果夢話太過頻繁，或許是受到白天發生的事情所影響。兒童也經常出現說夢話的現象，但這是因為大腦還處於發育階段。至於成人，如果發生印象深刻的事情或壓力太大，都會影響做夢，也可能伴隨說夢話。睡眠不足、壓力或飲酒也會導致說夢話。

做夢發生在快速動眼期間，此時如果大腦十分活躍，導致與肌肉無力之間的不平衡加劇，就會出現俗稱「鬼壓床」的現象。身體在睡覺，大腦卻是清醒的，出現類似幻覺的夢境，而且身體不能動，好可怖……。在極端情況下，可能會夢見人穿牆而過這種近似幻覺的影像。雖然健康族群也有二到三成的比例會出現這種現象，但導致鬼壓床現象的入睡前幻覺和睡眠麻痺，與白天睏睡、猝倒發作都是猝睡症的四種徵兆。

反覆做惡夢該如何治療？

在睡眠過程中，深層的非快速動眼期睡眠與快速動眼期睡眠會反覆交替，因此人在睡眠中會做很多次夢。然而，這些夢境大多會在切換到非快速動眼期睡眠時被遺忘，人們記得的是醒來前，最後一次在快速動眼期中夢見的內容。順帶一提，人在非快速動眼期間也可能做夢，但一般認為此時的夢境模糊且沒有故事性。

即使伴隨夢囈，一晚反覆做夢實屬正常，但反覆做惡夢，則可能是一種負擔。在美國，越戰退伍軍人被反覆的惡夢所困，已經是存在多年的老問題，而且他們大多患有PTSD（創傷後壓力症候群）。清醒期間，總在不經意的瞬間想起過往的種種，想忘也忘不了，就連在夢境中也不斷重複著……。不光是退伍軍人，惡夢會給人帶來龐大的心理負擔。睡眠明明是大腦的保養時間，卻無法發揮其優勢，實在令人痛苦。

目前已研發出各種藥物，也做了各種研究，但尚未發現任何有效藥物。

可以做自己想做的美夢？

我大學讀醫學院，以精神科醫師身分累積臨床經驗後，前往史丹佛大學，成為一名睡眠研究員。我在那裡做了三十四年的研究，是一名頂天立地的「成熟的大人」。

但不知為何，至今我仍然會夢見自己還是醫學院的學生，因為找不到考場而無法參加考試的內容。我在醫學生時期不愛念書的報應，在這幾十年來依舊反覆出現在我的夢境裡。碰巧的是，我偶然中發現本書的責任編輯也是，明明早已畢業在工作，卻還是會夢見自己「明明已經取得公司內定，找到工作，卻因留級無法畢業」。雖然夢還有許多不為人知的地方，但我們對彼此的遭遇產生了共鳴。

如今研究人員已經知道，在觀看特定對象時，有哪些部位的神經細胞會有所反應。在實驗中，當猴子看到香蕉時，大腦的某特定神經細胞會放電

（Fire）。基於這些實驗結果，部分研究員認為「如果在睡覺時給予大腦特定的刺激，未來我們或許能做自己喜歡的夢」，並從事著相關研究。若真如此，未來我們或許就能和伴侶做同樣的夢，而不必再因對方說夢話太吵而煩惱。不過，如果夫妻連在夢中也要吵架的話，那也挺困擾的。

隨著年齡增長，並不是所有的夫妻，連在夢中都想在一起。有句話說「同床異夢」，用來比喻即使彼此關係密切，實際上想法不同的夥伴；所以即使是同床共枕的夫妻，也是兩個不同的個體。

房間的明暗、室溫、寢具軟硬度等，也都有各自的喜好。比如我在明亮的燈光下睡得比較好，但內人喜歡燈光全暗。進入深層睡眠時，因感覺受阻，感受不到光線，但在淺層睡眠或就寢時，總有些在意。不過因為我們彼此相伴多年，所以採取折衷方案，有時燈光全關，有時留一盞微弱的燈光……

同住一間房的好處是可以相互觀察對方的健康狀況，但如果夫妻品味截然不同，分房睡也不失為一個選擇。

睡眠是一件非常私人的事，人人不同，理所當然。在這個多元化的時代，即使有夫妻不是「同床異夢」，而是「異床異夢」，也挺好的。

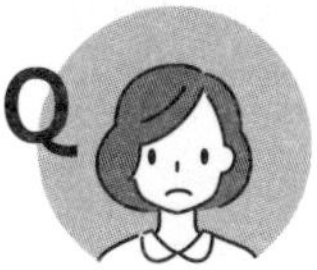

可以跟寵物一起睡嗎？

A

容易降低彼此的睡眠品質。

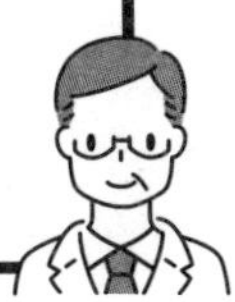

曾經有病人找我商量，說自己「無法熟睡，很困擾」。仔細詢問後，才發現他習慣與兩隻寵物犬一起睡。我也曾經讓我家的狗上床和我一起睡，但從結論來說，最好不要和寵物同睡一張床。

貓狗在睡覺時，會歷經多次的快速動眼期，而且經常醒來。此外，牠們在快速動眼期間，身體有時會不自主抽搐，所以牠們會隨意亂動，擅自跳下床，又突然飛撲到床上……總之，寵物會妨礙飼主的睡眠。

我也曾經在翻身時，腳似乎不小心踢到我的狗，在睡夢中聽到狗慘叫而醒來。說不定我也打擾到了狗的清夢。

雖然我很愛我的狗，甚至寵愛到想跟牠一起睡，但當我被牠的慘叫聲吵醒時，因為實在太睏，甚至覺得牠很煩，一時間閃過乾脆把牠踢下床的念頭。

所以，為了與寵物保持良好的關係，最好還是分開睡。

貓狗也是分段式睡眠

貓狗白天大多在睡覺，老鼠或小白鼠的情況更明顯，一下睡覺、一下清醒，整天不斷反覆。也就是說，動物一天會進行多次睡眠，多階段的分段式睡眠實屬常態。哺乳類以外的動物，大多數受白天日照非常大的影響。

至於猿猴等靈長類動物，會在下午睡午覺。人類在白天通常會保持清醒，但從午休習慣我們也可以看出，有些地區和民族一直都有午睡的習慣。一般認為，這種睡眠形式的改變是由多種因素造成，包括大腦的重量，以及非快速動眼期睡眠與快速動眼期睡眠的週期。而且正如我在午睡功效的章節所提，自然也受社會變遷的影響。

為什麼狗比貓更容易罹患猝睡症？

為了研究猝睡症，我曾經養了許多頭狗。

猝睡症是一種在大白天也會突然沉睡的睡眠障礙，在杜賓犬與拉布拉多犬中，曾發現過許多猝睡症的遺傳性血統，而且在臘腸犬和小型貴賓犬身上也十分常見，但目前原因不明。然而據我所知，貓的病例只有一例，而且單從病症的描述，甚至無法確認那隻貓是否真的罹患猝睡症。

猝睡症發作時，不僅會突然入睡，還經常伴隨猝倒發作。猝倒是一種大笑等情緒爆發後，肌肉失去力量的症狀。我個人的假設是，貓的情感表達不如狗豐富，所以這種疾病在貓身上比較少見，或即使發病，也相對不易察覺。

老犬常見的異睡症

貓狗在快速動眼期睡眠時也會做夢，有的狗會邊睡邊開心地搖尾巴，有的貓則可能短促地「喵」一聲。

這些行為推測應該是在快速動眼期時做夢所致，雖然無法肯定，但既然貓狗有明顯的快速動眼期睡眠，這就表示牠們也有罹患快速動眼期行為障礙等異睡症的風險。幼犬在半睡半醒間四處遊蕩的行為會隨著成長而改善，但老犬如果出現類似症狀，就必須特別小心。牠們可能在半夜因醒覺混淆而持續吠叫，到處走動，或明明沒有人卻飛撲衝撞牆壁。我曾經接觸過的病例是黃金獵犬和柴犬的快速動眼期行為障礙，所以不論什麼品種，高齡犬罹患這類疾病的風險都非常大。但貓的部分，我就不太清楚了。雖然我不是獸醫，但我曾經在獸醫學雜誌上發表過幾篇有關狗睡眠障礙的論文，所以經常收到這方面的相關諮詢。關於狗的快速動眼期行為障礙，美國已經研發出治療藥物，可以讓牠們在白天保持清醒，晚上一夜好眠。**對狗來說，維持良好的生活作息也非常重要。**

短吻犬的宿命？法國鬥牛犬的睡眠呼吸中止症候群

眾所周知，法國鬥牛犬等扁鼻犬常有打鼾問題，也容易罹患睡眠呼吸中止症候群。所以飼養巴哥犬等短吻犬，飼主須特別留意。然而，寵物很難以配戴口罩的方式來治療，所以建議和人類一樣，改善生活習慣，透過運動或飲食控制，避免過胖，來強加預防。

如今寵物已成為家庭的一份子。根據二〇二一年日本一般社團法人「寵物食品協會」調查數據顯示，日本飼養犬數量大約七百一十一萬隻，家貓則有八百九十五萬隻。或許也受到疫情延燒影響，人們飼養寵物的比率呈上升趨勢。隨著人類醫療的進步，延長了寵物壽命，漸趨高齡化，所以寵物也可能罹患生活習慣病等問題。

和寵物一起散步，考慮飲食生活，培養沐浴晨光等習慣，透過睡眠維持寵物健康——這些都是飼主的職責所在。狗經常會在早上催促人們晨起散步，為人類帶來正面影響，但人們的不良生活習慣，也會迅速地傳播到牠們身上。

結語

共享睡眠煩惱的時代

「我跟你說，我最近睡得不太好……」

據內人的說法，有朋友找她諮詢睡眠問題。想不到大家以為睡眠研究員的妻子一定耳濡目染，因而想徵求她的意見，這令我十分訝異，但有的人也許只要有人聽他說話，就有助於緩解他的焦慮。不過，現在內人對睡眠增廣了不少知識，所以她給的建議也不容小覷。

就這層意義上來看，我誠摯希望學員在透過本書習得改善睡眠的方法之後，可以和家人朋友分享，討論睡眠方面的資訊與問題。

「睡眠煩惱」一直以來都是一個人的問題

有睡眠煩惱的人通常會強烈希望「其他人能仔細聆聽自己的煩惱，並予以改善」，但反過來看，他們對其他人的睡眠煩惱卻沒有太大的興趣或關心。

這絕不是因為自私自利，只能說是莫可奈何。畢竟，睡眠是一種「個人活動」，無法和其他人一起體驗。

如果是飲食，可以擁有共同的經驗，所以還能透過對話彼此交流：「早上的味噌湯有點鹹。」、「對呀，有點擔心鹽分攝取過量。」然而在睡眠方面，我們很難擁有共同的經驗。

例如，昨晚沒睡好的煩惱，只有當事人能了解箇中滋味，即使告訴家人，也只會得到「是喔」之類簡單的回應。

儘管「睡了一覺，還是很累」的睡眠煩惱，對本人來說是一個非常迫切的問題，但即使是生活在同一個屋簷下的家人，也無法體會他的痛苦，自然不會明白那是什麼樣的感受。最終，當事人只能有苦往肚裡吞，因為「反正說了也沒用」。再不然，就會如開頭所提，像是要抓住最後一根稻草似的，出現向「專家的太太」尋求意見的現象。

直到二、三十年前，大家都還認為睡眠「只是一種休息」，鮮少人關注，這可能是導致我們很少討論睡眠的原因之一。

「睡不著也沒關係！」的心態，反而較容易入睡

人人各自面對自己的睡眠問題，孤立無援——我覺得這是一個很危險的情況。我們應該要互相幫助，一起解決睡眠問題。當我們開始守望相助，就有機會形成「這是一個人們共同煩惱」的集體共識，讓睡眠問題成為「整個社會的問題」。唯有如此，科學家才更有動力進行各種研究，研發治療方法。

為了分享彼此的睡眠煩惱，相互幫忙，重要的是每個人都對睡眠有正確的知識和健全的認識。

有了正確的睡眠知識，你就能察覺孩子或年邁父母的問題，認識其重要性，採取適當的對策。如果夫妻或伴侶能一起加深對睡眠的認識，還能發揮相互檢視的作用。關於兒童睡眠障礙，其中包括如異睡症這種無須額外治療也能

自然痊癒的疾病，也有如睡眠呼吸中止症候群，必須立即治療。年邁的父母也可能罹患睡眠呼吸中止症候群，導致他們在白天經常瞌睡。

此外，如果企業了解睡眠的重要性，或許就會更認真地思考，如何減輕員工個人負擔的工作方式，並將這視為一種提高產能的新途徑，積極改進。即使主管只需要五小時的睡眠就能支撐他在整日的活動，但或許下屬需要每天睡滿八小時才能發揮工作效率。大家應該要充分了解，睡眠存在很大的個體差異。

認知行為治療起源於心理學，對治療睡眠障礙也很有效。認知行為治療的基礎概念是：一、獲得正確的知識；二、正確掌握個人情況；三、導正錯誤的認知和行為。換言之，不論有再多「聽說睡前如此這般，有助於睡眠」這種模稜兩可的行為建議，唯有當這個建議是建立在全面了解正確知識的基礎之上，才能發揮真正的效益。

從這個層面來看，獲得正確知識看似繞遠路，實則是一條捷徑。

所謂的煩惱，越是一人承擔，越容易徒增苦惱。然而，一個「一人獨自背負，只能勉強搬運一百公尺」的重物，二人一起搬運，可以走得更遠。因為儘管物品沉重，彼此的激勵，可以減輕心理上的負擔，這一點比任何問題都來得重要。

同樣道理，與家人或朋友談論睡眠問題也很有效，可以改變你的想法，告訴自己「睡不著也沒關係」！雖然這聽起來有點矛盾，但不要太過煩惱，放寬心：「我雖然有點睡不著，但也不用太擔心」，反而是獲得良好睡眠的關鍵。

最後，我有兩句話想送給本書學員。

"Worrying about sleep will keep you awake."（愈煩惱，只會讓你愈睡不著。）

"Don't worry, get sleep!"（所以別想太多，就盡情地睡吧！）

西野精治

二〇二二年三月

作者簡介

西野精治

史丹佛大學醫學院精神科教授、史丹佛大學睡眠與生理週期神經生物學實驗室主任。醫生、醫學博士。日本BRAIN SLEEP公司最高研究顧問。
1955年出生於大阪府。1987年，從當時就讀的大阪醫科大學前往史丹佛大學醫學部精神科睡眠研究所留學。主要研究領域為會突然陷入睡眠的過度睡眠症「嗜睡症」的發病原因。1999年在狗的基因中發現家族性嗜睡症的致病基因，2000年作為小組領導人發現了人類嗜睡症的主要發病機制。
2007年，成為第一位當上史丹佛大學醫學部教授的日本人。從分子、遺傳基因到個體的廣泛視野來研究關於睡眠、清醒的機制。
2019年，創立BRAIN SLEEP公司。現職為該公司的最高研究顧問。

1963年由威廉·C·德門特博士所創立的「史丹佛大學睡眠研究所」，不僅引領世界各國的睡眠醫學研究，更培育出眾多睡眠研究者，因而被稱為「睡眠研究領的世界最高機構」。

第3堂課　提高白天的工作效率！　課堂主題：「如何神清氣爽地起床」

Fronczek, R., et al., *Manipulation of skin temperature improves nocturnal sleep in narcolepsy*. J Neurol Neurosurg Psychiatry, 2008. 79(12): p. 1354-7.

Anegawa, E., et al., *Chronic powder diet after weaning induces sleep, behavioral, neuroanatomical, and neurophysiological changes in mice*. PLoS One, 2015. 10(12): p. e0143909.

有田秀穂, *自律神経をリセットする太陽の浴び方―幸せホルモン、セロトニンと日光浴で健康に―*. 2018: 山と渓谷社.

Lockley, S.W., et al., *Short-wavelength sensitivity for the direct effects of light on alertness, vigilance, and the waking electroencephalogram in humans*. Sleep, 2006. 29(2): p. 161-8.

西野精治, *眠れなくなるほど面白い　図解　睡眠の話*. 2021: 日本文芸社.

第4堂課　還是很想睡？　課堂主題：「消除白天睡意的生活模式」

Gingerich, S.B., E.L.D. Seaverson, and D.R. Anderson, *Association Between Sleep and Productivity Loss Among 598 676 Employees From Multiple Industries*. Am J Health Promot, 2018. 32(4): p. 1091-94.

Horne, J., C. Anderson, and C. Platten, *Sleep extension versus nap or coffee, within the context of 'sleep debt'*. J Sleep Res, 2008. 17(4): p. 432-6.

Asada, T., et al., *Associations between retrospectively recalled napping behavior and later development of Alzheimer's disease: association with APOE genotypes*. Sleep, 2000. 23(5): p. 629-34.

Sakurai, T., *Roles of orexins in the regulation of body weight homeostasis*. Obes Res Clin Pract, 2014. 8(5): p. e414-20.

Night&Day～最高の睡眠と目覚めのためのClassic～, 西野精治監修, Universal Music.

Maas, M.B., et al., *Obstructive Sleep Apnea and Risk of COVID-19 Infection, Hospitalization and Respiratory Failure*. Sleep Breath, 2021. 25(2): p. 1155-7.

Mann, D., *Driving Drowsy Could Land You in Jail*. Available from: https://www.webmd.com/sleep-disorders/news/20031001/driving-drowsy.

第5堂課　睡好覺，生活才有品質！　課堂主題：「如何提升生活品質」

睡眠時無呼吸症候群動画. Available from: https://www.youtube.com/watch?v=i6lxO6W2-m8.

Hattar, S., et al., *Melanopsin and rod-cone photoreceptive systems account for all major accessory visual functions in mice*. Nature, 2003. 424(6944): p. 76-81.

飯郷雅之, *メラトニン研究の歴史*. 時間生物学, 2011. 17(1): p. 23-34.

Gyllenhaal, C., et al., *Efficacy and safety of herbal stimulants and sedatives in sleep disorders*. Sleep Med Rev, 2000. 4(3): p. 229-51.

Collins, N., *Cooling glove developed by Stanford researchers helps athletes and patients*, in Stanford News. 2017.

第6堂課　課堂主題：「兒童與家人的睡眠」

神山潤, *子どもの睡眠負債*. 睡眠医療, 2018. 12(3): p. 325-30.

Roffwarg, H.P., J.N. Muzio, and W.C. Dement, *Ontogenetic development of the Human Sleep-Dream Cycle*. Science, 1966. 152(3722): p. 604-19.

Diekelmann, S. and J. Born, *The memory function of sleep*. Nat Rev Neurosci, 2010. 11(2): p. 114-26.（既出）

Frank, M.G., N.P. Issa, and M.P. Stryker, *Sleep enhances plasticity in the developing visual cortex*. Neuron, 2001. 30(1): p. 275-87.

Li, W., et al., *REM sleep selectively prunes and maintains new synapses in development and learning*. Nat Neurosci, 2017. 20(3): p. 427-37.

結語

西野精治, *スタンフォード大学教授が教える熟睡の習慣*. 2019: PHP新書.

以上清單乃精選而成，僅列示全書三分之一參考文獻量。完整清單可從下方網站連結下載。

URL：https://www.gentosha.co.jp/tokuten/nemurerujugyo/stanford_no_nemurerujugyo_sankobunken.pdf

主要參考文獻一覽

序言

Mukamal, K.J., G.A. Wellenius, and M.A. Mittleman, *Holiday review. Early to bed and early to rise: does it matter?* CMAJ, 2006. 175(12): p. 1560-2.

Kripke, D.F., et al., *Mortality associated with sleep duration and insomnia*. Arch Gen Psychiatry, 2002. 59(2): p. 131-6.

Kang, J.E., et al., *Amyloid-β dynamics are regulated by orexin and the sleep-wake cycle*. Science, 2009. 326(5955): p. 1005-7.

早自習　新生訓練　你的睡眠負債有多高？

西野精治,*「睡眠負債」の概念はどのようにして起こったか?* 睡眠医療, 2018. 12(3): p. 291-8.

Dement, W.C., *Sleep extension: getting as much extra sleep as possible*. Clin Sports Med, 2005. 24(2): p. 251-68, viii.

Iliff, J.J., et al., *A paravascular pathway facilitates CSF flow through the brain parenchyma and the clearance of interstitial solutes, including amyloid β*. Sci Transl Med, 2012. 4(147): p. 147ra111.

Czeisler, C.A., et al., *Stability, precision, and near-24-hour period of the human circadian pacemaker*. Science, 1999. 284(5423): p. 2177-81.

睡眠医療認定一覧. Available from: https://jssr.jp/list.

第1堂課　睡不著也沒關係！　課堂主題：「掌握黃金熟眠九十分鐘」

Kay, D.B., et al., *Subjective-objective sleep discrepancy among older adults: associations with insomnia diagnosis and insomnia treatment*. J Sleep Res, 2015. 24(1): p. 32-9.

He, J., et al., *Mortality and apnea index in obstructive sleep apnea. Experience in 385 male patients*. Chest, 1988. 94(1): p. 9-14.

McAlpine, C.S., et al., *Sleep modulates haematopoiesis and protects against atherosclerosis*. Nature, 2019. 566(7744): p. 383-387.

睡眠の質低下により新型コロナウイルス感染率が上昇?! 新型コロナウイルス感染疑い者の42%が睡眠時無呼吸症候群 Available from: https://brain-sleep.zzz-land.com/news/524/.

西野精治 and 長田康孝,*睡眠と免疫機構*. Anti-aging medicine, 2020. 16(3): p. 306-11.

西野精治,*ナルコレプシーの病態と自己免疫性疾患—精神疾患研究における意義—*. 精神神経学雑誌, 2019. 121(8): p. 637-53.

Hoffman, L.A. and J.A. Vilensky, *Encephalitis lethargica: 100 years after the epidemic*. Brain, 2017. 140(8): p. 2246-51.

Trachsel, L., D.M. Edgar, and H.C. Heller, *Are ground squirrels sleep deprived during hibernation?* Am J Physiol, 1991. 260(6 Pt 2): p. R1123-9.

Takahashi, T.M., et al., *A discrete neuronal circuit induces a hibernation-like state in rodents*. Nature, 2020. 583(7814): p. 109-14.

第2堂課　第一道關卡！　課堂主題：「如何舒適入睡」

Kräuchi, K., et al., *Warm feet promote the rapid onset of sleep*. Nature, 1999. 401(6748): p. 36-7.

武者利光,*1/f ゆらぎと快適性*. 日本音響学会誌, 1994. 50(6): p. 485-8.

東原和成,*嗅覚の匂い受容メカニズム*. 日本耳鼻咽喉科学会会報, 2015. 118(8): p. 1072-75.

大川匡子,*光の治療的応用—光による生体リズム調節—*. Available from:https://www.mext.go.jp/b_menu/shingi/gijyutu/gijyutu3/toushin/attach/1333542.htm.

Suzuki, M., et al., *Blood pressure "dipping" and "non-dipping" in obstructive sleep apnea syndrome patients*. Sleep, 1996. 19(5): p. 382-7.

Nishino, S., et al., *Sedative-hypnotics,* in The American Psychiatric Association Publishing Textbook of Psychopharmacology, 5th Edition, A.F. Schatzberg and C.B. Nemeroff, Editors. 2017, American Psychiatric Association Publishing: Arlington, VA. p. 1051-82.

Nishino, S., et al., *The neurobiology of sleep in relation to mental illness,* in Neurobiology of Mental Illness, 2nd Edition, D.S. Charney, and E.J. Nestler Editor. 2004, Oxford University Press: New York. p. 1160-79.

内村直尚,*アルコール依存症に関連する睡眠障害*. 精神神経学雑誌, 2010. 112(8): p. 787-92.

Diekelmann, S. and J. Born, *The memory function of sleep*. Nat Rev Neurosci, 2010. 11(2): p. 114-26.

佐々木由香,*記憶や学習と睡眠*. 医学のあゆみ, 2017. 263(9): p. 747-53.

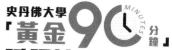

史丹佛大學「黃金90分鐘」睡眠法
Sleep and Dreams at Stanford
睡不著沒關係！
「最高睡眠法」西野精治49個QA對策，
用科學終結睡眠困擾

作者西野精治
譯者林姿呈
主編唐德容
責任編輯孫珍
封面設計 Zoey Yang
內頁美術設計林意玲

執行長何飛鵬
PCH集團生活旅遊事業總經理暨社長李淑霞
總編輯汪雨菁
行銷企畫經理呂妙君
行銷企劃專員許立心

出版公司
墨刻出版股份有限公司
地址：台北市104民生東路二段141號9樓
電話：886-2-2500-7008／傳真：886-2-2500-7796
E-mail：mook_service@hmg.com.tw
發行公司
英屬蓋曼群島商家庭傳媒股份有限公司城邦分公司
城邦讀書花園：www.cite.com.tw
劃撥：19863813／戶名：書虫股份有限公司
香港發行城邦（香港）出版集團有限公司
地址：香港灣仔駱克道193號東超商業中心1樓
電話：852-2508-6231／傳真：852-2578-9337
城邦（馬新）出版集團 Cite (M) Sdn Bhd
地址：41, Jalan Radin Anum, Bandar Baru Sri Petaling, 57000 Kuala Lumpur, Malaysia.
電話：(603)90563833／傳真：(603)90576622／E-mail：services@cite.my
製版・印刷漾格科技股份有限公司
ISBN978-986-289-850-5・978-986-289-851-2（EPUB）
城邦書號KJ2089 **初版**2023年4月
定價450元
MOOK官網www.mook.com.tw
Facebook粉絲團
MOOK墨刻出版 www.facebook.com/travelmook

國家圖書館出版品預行編目資料

史丹佛大學「黃金90分鐘」睡眠法：睡不著沒關係!「最高睡眠法」西野精治49個QA對策,用科學終結睡眠困擾/西野精治作；林姿呈譯. -- 初版. -- 臺北市：墨刻出版股份有限公司出版：英屬蓋曼群島商家庭傳媒股份有限公司城邦分公司發行, 2023.04
272面；14.8×21公分. -- (SASUGAS ;KJ2089)
譯自：スタンフォードの眠れる教室
ISBN 978-986-289-850-5(平裝)
1.CST: 睡眠 2.CST: 健康法
411.77　　112002118